痛 风

居家调养 保健百科

主编　田建华（主任医师）
　　　张　伟（主任医师）

U0350930

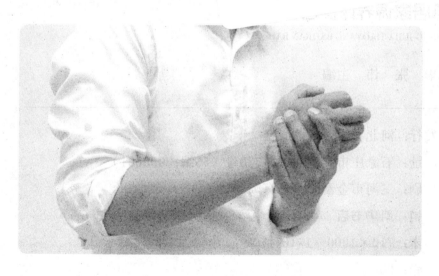

河北科学技术出版社
·石家庄·

主编：田建华　张　伟

编委：张仲源　王达亮　土荣华　牛新志　安素娟

　　　贾民勇　周建党　牛林敬　易　磊　李　婷

图书在版编目（CIP）数据

痛风居家调养保健百科 / 田建华，张伟主编. —石
家庄：河北科学技术出版社，2013.4（2021.6重印）

ISBN 978 - 7 - 5375 - 5750 - 4

Ⅰ．①痛… Ⅱ．①田… ②张… Ⅲ．①痛风-防治

Ⅳ．①R589.7

中国版本图书馆CIP数据核字（2013）第046973号

痛风居家调养保健百科

TONGFENG JUJIA TIAOYANG BAOJIAN BAIKE

田建华　张　伟　主编

出版发行：河北科学技术出版社

地　　址：石家庄市友谊北大街330号（邮编：050061）

印　　刷：三河市金泰源印务有限公司

经　　销：新华书店

开　　本：710×1000　1/16

印　　张：20

字　　数：250千字

版　　次：2013年5月第1版

印　　次：2021年6月第2次印刷

定　　价：89.00元

前　言

近年来，经常听到或看到一些朋友正当年富力强、意气风发之际，竟在一夜之间被痛苦折磨得心灰意冷、豪气顿失。一些商界、业界的朋友正值事业有成，对未来充满希望的时候，却被突然而至的疼痛击中，继而离开自己打拼多年的事业、岗位，常年与药物相伴，从此过上清茶淡饭、足不出户的日子，再不能和朋友海阔天空、推杯换盏，再无法畅游祖国大好河山，领略异域风情。事业搁浅，家人劳顿，生活黯然。痛风，这都是痛风惹的祸！有人说，惹上痛风如同戴上枷锁；也有人说，得了痛风就像戴了孙悟空的紧箍咒，一不留神就会痛苦万分，无法忍受。

痛风以前多见于西方发达国家，被称作"帝王病"，说明发病率非常低，是种罕见病。在我国只有个别的富贵人家患这种病，且多数被误诊为其他病。我国20世纪60年代前痛风病报道不足30例，但是从80年代开始由罕见病变为常见病，90年代以来，我国的痛风发病率可以说是与日俱增。随着中国经济的迅速发展，人们的生活水平逐步提高，这种被称为"富贵病"的痛风也随之悄悄潜入国人的机体，给国人带来

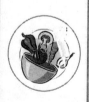

很大的痛苦和无奈。据相关权威部门统计，近年来，我国痛风的发病率呈急剧上升之势，发病人群也呈现年轻化，尤其是近两三年来，我国痛风患者增加1倍多，而男性占95%。有关调查显示，我国目前约有5%的人患有高尿酸血症，而其中有10%～20%的人将会或已经发展为痛风，痛风已经成为我国的常见病和多发病。

在生活水平不断提高，人们尽享生活乐趣的同时，怎样才能避免痛风来袭？本书将尽可能地为您提供所需要的答案，并真诚地希望这些答案对您了解痛风、防范痛风、治疗痛风有所帮助。

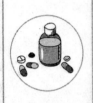

痛风是种慢性病，居家调养是关键。《痛风居家调养保健百科》正是基于这一点，编入了较多痛风患者居家治疗、居家调养保健的方法。如饮食疗法、运动疗法、自然疗法等，并分别介绍了西医和中医对痛风的不同治疗方法。我们真心希望：每个痛风患者都能得到及时的治疗，每个痛风患者都能通过科学合理的居家调养减轻病痛，恢复健康。我们也欣喜地看到，一些痛风患者经过认真的治疗和积极的调养，不仅能够重拾昔日的健康，重新投入挚爱的事业，甚至可以再享美酒佳肴。祝愿每一位痛风患者能够把握健康！把握命运！把握自己的未来！

编　者

目　录

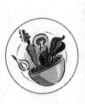
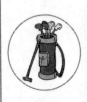

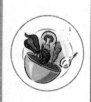

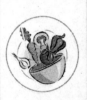
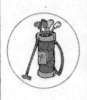

第二章　食疗食养，控制饮食是痛风患者的法宝

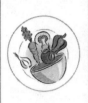

第三章　运动疗法是对抗痛风的有力武器

第四章　中西合璧，治疗痛风疗效好

第五章 日常保健护理很重要

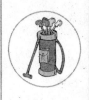

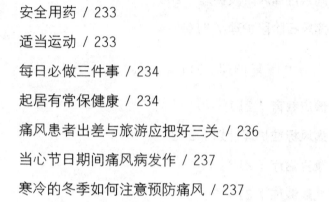

第六章 综合治疗疗效好

附　录

第一章

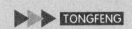 TONGFENG
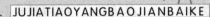 JUJIATIAOYANGBAOJIANBAIKE

痛风，让你痛不欲生的"富贵病"

世上的疾病有许多种，每一种都能带给人无法言喻的苦痛，痛风也不例外。比起那些来如山倒的疾病，痛风是温柔的，甚至是无声无息的。然而，往往越是这种温柔的、无声无息的疾病，带给人的痛楚就越清晰。没有患过痛风的人，可能永远也无法理解一个痛风者的痛苦，痛风病就像一颗定时炸弹，任你怎样努力，怎样小心，它还是会在某个时候突然刺痛你，引爆你的身体健康。那么，痛风到底是怎样一种病，如何防治这种疾病呢？

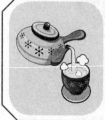

第一节

必知：刨根问底痛风病

面对后患无穷的痛风病，得了病后治疗是一个方面，更多的是摸清痛风的"底细"，掌握一些痛风的相关健康常识，以防患于未然。如：什么是痛风，什么是尿酸，痛风和尿酸有什么关系，尿酸和嘌呤又有什么关系，人体尿酸的来源有哪些，血尿酸高的原因有哪些等。

 ## 什么是痛风

在我们身体里，有一种名为嘌呤的物质，它分解代谢后形成一种产物——尿酸。若嘌呤代谢受到阻碍，尿酸就会在体内累积，造成血液中尿酸浓度过高，尿酸就会以钠盐的形式沉积在关节、软骨和肾脏中，引起组织异物炎性反应，即痛风。痛风属于关节炎的一种，又称代谢性关节炎。高尿酸血症是痛风的前奏曲，是诊断痛风的主要依据。当血尿酸浓度

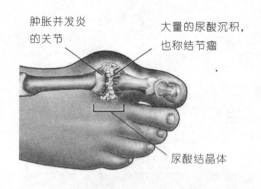

肿胀并发炎的关节

大量的尿酸沉积，也称结节瘤

尿酸结晶体

过高时，尿酸即以钠盐的形式沉积在关节、软组织、软骨和肾脏中，引起组织的异物炎症反应成了引起痛风的祸根。

什么是嘌呤

嘌呤是存在人体内的一种物质，是蛋白代谢以后里面的一个主要产物，是人体所不可缺少的一种物质，主要以嘌呤核苷酸的形式存在。在作为能量供应、代谢调节及组成辅酶等方面起着十分重要的作用。

嘌呤是有机化合物，分子式为$C_5H_4N_4$，无色结晶，在人体内嘌呤氧化而变成尿酸，嘌呤是生物体内的一种重要碱基，其在人体内的分解、代谢产物就是尿酸。嘌呤与尿酸的代谢异常是痛风最重要的生物化学基础，是导致痛风的最根本的原因。嘌呤过多了，尿酸就多了。人体尿酸过高就会引起痛风。海鲜、动物内脏的嘌呤含量都比较高，所以，有痛风的病人除用药物治疗外，更重要的是平时注意嘌呤的摄入。

尿酸和嘌呤的关系

我们人体内的老旧细胞，还有食物，尤其是富含嘌呤的食物（如动物内脏、海鲜等）在体内新陈代谢过程中，其核酸氧化分解产物就有嘌呤。体内产生嘌呤后，会在肝脏中再次氧化为三氧嘌呤，又称为尿酸。2/3尿酸经肾脏随尿液排出体外，1/3通过粪便和汗液排出。可见，嘌呤是核酸氧化分解的代谢产物，而尿酸是嘌呤的代谢最终产物。

正常情况下，体内的尿酸大约有1200毫克，每天新生成约600毫克，同时排泄掉600毫克，处于平衡状态。但如果体内产生过多来不及排泄或者尿酸排泄机制退化，则体内尿酸潴留过多，当血液尿酸浓度大于619.5微摩尔/升使人体体液变酸，影响人体细胞的正常功能，长期置之不理将会引发痛风。另外过于疲劳或是休息不足亦可导致代谢相对迟缓导致痛风发病。

 ## 人体尿酸的来源

人体尿酸主要来源于两个方面：❶人体细胞内蛋白质分解代谢产生的核酸和其他嘌呤类化合物，经一些酶的作用而生成内源性尿酸。❷食物中所含的嘌呤类化合物、核酸及核蛋白成分，经过消化与吸收后，经一些酶的作用生成外源性尿酸。

尿酸的生成是一个很复杂的过程，需要一些酶的参与。这些酶大致可分为两类：促进尿酸合成的酶和抑制尿酸合成的酶。痛风就是由于各种因素导致这些酶的活性异常，例如促进尿酸合成酶的活性增强，抑制尿酸合成酶的活性减弱等，从而导致尿酸生成过多。

 ## 血尿酸高的原因

血尿酸水平的增高不外乎两种原因：

一是血尿酸高产生过多。这主要是嘌呤摄入过多和内源性嘌呤产生过多。血尿酸高含量与食物内嘌呤含量成正比。同时，嘌呤由非环状到环状的合成过程要经过11步反应，其中酶的异常多会导致嘌呤合成过多。另外，嘌呤代谢增加，如慢性溶血性贫血、横纹肌溶解、红细胞增多症、骨髓增生性疾病及化疗或放疗时会产生血尿酸高。过度运动、癫痫状态等都可产生血尿酸高。

二是肾清除血尿酸高减少。持续血尿酸高的患者中90%有肾处理尿酸功能的异常。尿酸分泌的减少可能与肾小球滤过率的降低，肾小管分泌减少或肾小管重吸收有关。

什么是高尿酸血症

一般认为，血中尿酸超过360微摩尔/升，视为高尿酸血症。临床上，当血尿酸超过390微摩尔/升，才可诊断为高尿酸血症。当血尿酸超过420微摩尔/升时，高尿酸血症已十分明确。病理生理学上，血尿酸的溶解度在420微摩尔/升以上，已达到了超饱和状态，此时血尿酸极易在组织内沉积而造成痛风。因此，从临床诊断的角度出发，当血尿酸值超过420微摩尔/升时，即可肯定为高尿酸血症。

什么是痛风石

痛风石，又称痛风结节，是人体内因血尿酸过度升高，超过其饱和度而在身体某部位析出的白色晶体。析出的晶体在什么部位沉积，就可以发生什么部位的结石。痛风患者除中枢神经系统外，几乎所有组织中均可形成痛风石。痛风石最常见于耳轮，亦多见于拇指的第一跖趾关节、指、腕、肘及膝关节等处，少数患者可出现在鼻软骨、舌、声带、眼睑、主动脉、心瓣膜和心肌。在关节附近的骨骼中侵入骨质，形成骨骼畸形，或使骨质遭受损毁。这种痛风结节也可在关节附近的滑囊膜、腱鞘与软骨内发现。痛风石大小不一，小的如芝麻，大的如鸡蛋。

有些痛风石用肉眼不能看到，但在偏振光显微镜下可以见到呈白色的针状晶体，这些微小的晶体可以诱发痛风性关节炎的发作，还可造成关节软骨和骨质破坏，周围组织纤维化，导致慢性关节肿痛、僵直和畸形，甚至骨折。还有些痛风石沉积在肾脏，引起肾结石，诱发肾绞痛。

因此，痛风石绝不只是"痛"，痛风石成为"绊脚石"，是由于尿酸盐沉积于结缔组织逐渐形成的。小的仅能触及，大的肉眼可见。喜欢吃肉喝酒的患者，必须多加节制。否则，痛风发作时，拇趾、足背、足跟、踝、指、腕等小关节都有可能红肿剧痛，反复发作，关节畸形，形成"痛风石"。

什么是急性痛风发作期

急性痛风性关节炎，多起病急骤，首次发作常始于半夜或凌晨，每因关节痛而惊醒。通常只累及个别关节，约50%病理的首发关节为第一跖趾关节受累。关节部位疼痛、肿胀、皮色潮红，甚至发亮，有时可见静脉扩张和淤斑，活动受限。局部症状逐渐加重，数小时内可达高峰，导致病人辗转反侧，难以忍受。常伴

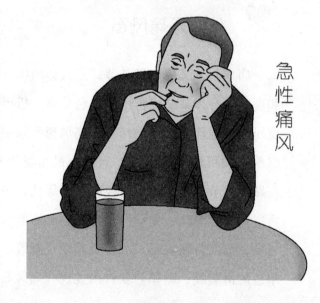

急性痛风

有全身不适，甚至恶寒战栗，体温升高，可达39℃以上，伴有心动过速，肝脏肿大，出现多尿等症状。

急性痛风的症状在初次发作后，轻者在数小时或1~2天后自行缓解，重者持续数日或数周逐渐恢复。急性痛风性关节炎缓解后，在一年内常可复发，复发的个体差异很大。早期患者两次关节炎之间的无症状期称为间歇期。间歇期完全无症状，关节检查也无异常发现。开始间歇期可达数月或数年，但是以后发作越来越频繁，间歇期越来越短。

血液中尿酸长期升高，使尿酸盐沉积在关节及其周围组织，引起急性痛风发作，产生突发的下肢大关节红肿热痛。过多尿酸盐结晶沉积在肾组织内，还会引起间质性肾炎、尿酸性肾结石，甚至导致肾功能不全。此外，高尿酸血症还是高血压、冠心病等心脑血管疾病的重要危险因素。

什么是慢性痛风发作期

慢性发作期也称为痛风晚期，该时期的痛风患者，在体内会有尿酸结晶沉积在软骨、滑液膜及软组织中，形成痛风石，而且血中的尿酸浓度越高，患病的期间越久，则可能会沉积越多的痛风石，有时会影响血管与肾，造成严重肾衰竭，肾病越严重，越会造成不易排泄尿酸的恶性循环，令痛风石的沉积也就越多。此外，发生肾结石的危险性随血清中尿酸浓度增高而增加，肾衰竭后可能需接受血液透析。

血尿酸值多少为正常

体内尿酸是不断生成和排泄的，因此它在血液中维持一定的浓度，当血液尿酸浓度过高时，尿酸即以尿酸盐的形式沉积在关节、软组织、软骨和肾脏中，引起组织的异物炎症反应，就成了引起痛风的祸根。

血尿酸正常值：成年男性237.9～356.9微摩尔/升，女性178.4～297.4微摩尔/升。女性的正常参考值比男性低60～70微摩尔/升，通常要到停经期后尿酸值才逐渐上升，并接近成年男性的数值。60岁以上男性250～476微摩尔/升，女性190～434微摩尔/升。检查尿酸值需要空腹8小时以上再抽血（晚上12时后禁食，但可以喝水）。

 血尿酸高就一定是痛风吗

血中尿酸的增高，可以帮助痛风的诊断，但仅因一次血尿酸值增高就戴上痛风的"帽子"是不对的。其实，即使血中尿酸增高，也可为无症状性高尿酸血症，这种情况在痛风出现以前可以长期持续存在。有高尿酸血症者，不一定全都发展成为痛风。据研究，只有5%～12%的高尿酸血症患者最终发展为痛风，绝大多数患者终身不发作。无痛风发作的高尿酸血症患者，是由于高尿酸血症的程度和持续时间都不够，这可能是各种药物和饮食因素而造成暂时性高尿酸血症，只要除掉这些因素就可以恢复正常。

痛风为何重男轻女

　　痛风病在任何年龄都可以发生，但以40岁以上男人最多。男女发病比例是20：1，脑力劳动者、体型较胖者发病较多。痛风之所以偏爱男性，是因为女性体内雌激素能促进尿酸排泄，并有抑制关节炎发作的作用。而男性喜好饮酒，喜好高蛋白、高嘌呤食物，使体内尿酸增加，排出减少。同时，男人饭局多，经常吃海鲜、喝啤酒，于是，痛风悄然来临！

 ## 痛风的高发人群有哪些

　　从性别上看，男人比女人易患痛风。而且，女性患痛风几乎都是在绝经以后，这可能与卵巢功能的变化及性激素分泌的改变有一定的关系。

　　从年龄上看，年龄大的人比年轻的人易患痛风，发病年龄为45岁左右。不过，由于近年来人们生活水平普遍提高，营养过剩，运动减少，痛风正在向低龄化发展，现在30岁左右的痛风患者也很常见。

　　从体重上看，肥胖的中年男

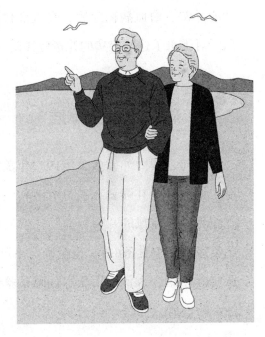

性易患痛风,尤其是不爱运动、进食肉类蛋白质较多、营养过剩的人比营养一般的人易患痛风。

从职业上看,企事业干部、教师、私营企业主等社会应酬较多和脑力劳动者易患痛风。

从饮食上看,进食高嘌呤饮食过多的人、贪食肉类的人、酗酒的人较易患痛风。

 ## 儿童容易患痛风吗

儿童不容易患原发痛风。这是因为新生儿出生后24小时内尿酸水平开始上升,约3天后达到稳定水平,一直持续至青春期。青春期后血中尿酸值增加较快,然后维持高峰状态。中年以后血尿酸值逐渐增高,此后易患痛风。所以儿童患痛风很少见。但是有一些疾病,如肾功能异常、白血病化疗后、先天性代谢紊乱疾病等,可引起继发性痛风。对于患了这些疾病的儿童应预防痛风的发生。

 ## 痛风的诊断标准

目前,国内外大多采用1977年美国风湿病学会制定的痛风诊断标准,该标准尤其强调在关节滑液和痛风结节中找到尿酸盐结晶,可依此作为诊断痛风的"金标准"。但当取材困难或条件所限时,如果12条临床特征中具备6条,也能确定痛风的诊断。另外,该标准还需与临床实际相结合,例如用秋水仙碱试验性治疗迅速有效,同样具有特征性诊断价值。

现将该诊断标准介绍如下：

一、关节液中有特征性尿酸盐结晶

二、用化学方法或偏振光显微镜证实痛风结节中含尿酸盐结晶

三、具备以下12条中6条或6条以上者

❶ 急性关节炎发作多于1次。

❷ 炎症反应在1天内达高峰。

❸ 急性单关节炎发作。

❹ 患病关节可见皮肤呈暗红色。

❺ 第一跖趾关节疼痛或肿胀。

❻ 单侧关节炎发作，累及第一跖趾关节。

❼ 单侧关节炎发作，累及跗骨关节。

❽ 有可疑痛风结节。

❾ 高尿酸血症。

❿ X线片检查显示不对称关节内肿胀。

⓫ X线片检查显示不伴侵蚀的骨皮质下囊肿。

⓬ 关节炎发作期间关节液微生物培养阴性。

符合以上一、二、三中任何一个条件者即可诊断为痛风。

痛风与类风湿关节炎有何不同

痛风与类风湿关节炎是两种完全不同的疾病：痛风是一组代谢障碍性疾病，类风湿关节炎属于弥漫性结缔组织病范畴。前者好发于男性，常呈急性发作，好发部位常为第一脚趾的跖趾关节，发作时局部红、肿、热、痛，疼痛难以忍受；后者好发于女性，呈慢性发作，好

发于手腕、掌指及近端指间关节，疼痛一般能承受。前者发作呈间歇性，缓解期可无关节症状，但长期反复发作，最终可出现关节破坏、畸形，肾脏受损可致尿毒症等；后者晚期可引起关节畸形、脱位。

当痛风病变位于手指关节时，它与类风湿关节炎的手指关节病变相似，都可有指间关节肿大。但检查中仍可发现痛风患者肿大的手指关节呈结节分叶状，有时在皮肤表面可见白色的痛风石沉积，部分患者局部皮肤溃破后，可流出"石灰石"样的尿酸结晶。而类风湿关节炎检查时，早期可见近端指间关节呈梭形肿大，病变具有左右对称性，受累的关节数目比痛风多，有时关节周围可见类风湿结节，X线片检查可见关节周围骨质疏松，软组织肿胀；晚期可见关节间隙狭窄，关节面虫蚀样破坏；血清中常可查见高浓度的类风湿因子。

由于这两种疾病发病机制完全不同，治疗方法也各不相同。

痛风会缩短寿命吗

得了痛风后如果能认真进行治疗调整，并加强自我保健，使血尿酸长期稳定在正常范围内，并避免痛风性关节炎的急性发作，不出现痛风石和肾脏损害，则完全可以带病延年，享受和正常人一样的寿命和生活。如果痛风患者出现下列情况，则会使寿命缩短。

❶长期血尿酸高于正常，并出现痛风石，尤其是多个痛风石及发生破溃，引起肾脏损害及肾功能减退。

❷痛风性关节炎频繁发作，关节已发生畸形及功能障碍，影响正常活动，患者长期卧床。

❸伴有高血压、高血脂、动脉硬化、冠心病及糖尿病等情况。

❹长期吃药引起的肝肾损害和功能衰退。

痛风会遗传吗

　　痛风发病与遗传有关，10%～25%的痛风患者有阳性家族史；痛风患者的近亲中，有10%～25%有高尿酸血症。因此，痛风可以遗传是肯定的。但明确属于遗传性疾病者较罕见。痛风有家属性高发的可能，但这并不等于说父辈有痛风子代一定会得痛风，痛风患者完全有生育的权利，也不影响正常的夫妻生活。但一级亲属关系中，若有两例痛风的家系，那么这个家系中痛风患者的儿子到一定年龄时患病的概率可达50%，需定期检查。因此，可将家族中有无痛风病史作为判断某人是

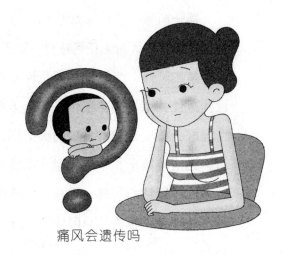

痛风会遗传吗

否易患痛风的主要因素。痛风的发生还有很多后天因素，如年龄、性别、职业、饮食及肾功能损害等，与痛风的发生有很大关系。因此，后天的预防更为重要。

痛风可分为原发性与继发性两类

　　所谓原发性痛风是指患者中，10%～25%的患者有痛风阳性家族史；1%～2%的患者有先天性酶缺陷，使嘌呤合成与分解代谢发生障碍；其他病因则至今不明。而继发性痛风就是由某些疾病，如肾脏

病、白血病、肿瘤等，或者由某些药物，如利尿剂、化疗药等，或者由肥胖症饥饿疗法等引起高尿酸血症所致。

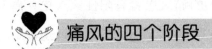

痛风的四个阶段

痛风的发病过程分为四个阶段：

第一阶段　为高尿酸症期，这一阶段患者除了血尿酸升高外，无任何症状，本人也无任何感觉，既无症状期。

第二阶段　为早期，即急性发作期。血尿酸持续性增高，导致急性痛风性关节炎突然发作，绝大多数人是在睡梦中像被刀割般的疼痛所惊醒，首发部位常是脚的大拇指，关节红肿、灼热发胀，脚伸在外边，无法盖被子，不能触碰，即使微风吹过或稍稍活动一下脚趾头，立马疼得像钻心一样，但在几天或数周内会自动消失，这种"来去如风"的现象，称为"自限性"。此后，渐渐关节变得肿胀僵硬、屈伸不利。

第三阶段　为中期，即间歇期。痛风首次发作缓解后，如不及时认真治疗，就会反复发作，两次发作的间隔时间也逐渐缩短，发病部位不断增多，由刚开始发病时的一个脚趾关节，逐渐波及指、趾、腕、踝、膝关节等全身关节，进而周围的软组织和骨质也遭到不同程度的破坏和功能障碍，尿酸结晶不断沉积，慢慢地形成了结石一样的"痛风石"，此时，肾功能表现为轻度下降或基本正常。

第四阶段　为晚期，患者关节畸形及功能障碍日益严重，痛风石增多，体积增大，易破溃流出白色结晶，关节永久性畸形，并且，由于尿酸盐不断沉积到肾脏里，还会形成肾结石等，临床上表现为水肿、少尿、蛋白尿、夜尿增多、贫血等。此时肾脏已经受到损害，肾功能亦明显减退。病情进一步发展，则出现不易逆转的肾衰竭。同时并发高血压、高血脂、心脑血管疾病等症，从而危及生命。

痛风急性发作的诱因

许多因素均可引起痛风急性关节炎的发作。从临床资料统计和对大量痛风患者的急性关节炎发作情况调查看，40%～50%的患者均可发现导致关节急性发作的诱因。如疲劳、高嘌呤饮食、关节局部劳损、过度运动、精神紧张、呼吸道感染、关节部位受凉、受潮等是最为常见的诱因。经过对538例痛风患者进行统计，各类诱因在发病中的比例是：疲劳过度45.7%；饮食不当（高嘌呤饮食）43.2%；饮酒过量25.9%；受凉感冒18.5%；关节外伤15.5%；过度运动9.6%。可见，诱发痛风急性关节炎发作的原因是多种多样的，痛风患者须时时处处注意自身的保养。

痛风会引起腹泻吗

痛风患者出现腹泻的现象在5%～20%，原因可能包括代谢紊乱后胰脏分泌消化酶减少、过量服用含镁的抗酸剂、上消化道内细菌过多（正常情况下是没有的）等痛风性关节炎，虽然解释很多，但确切原因还不清楚。早期患者服用秋水仙碱可引起腹泻。也有人认为，痛风性腹泻是由于调控肠道蠕动的神经受到损害引起的，所以要治疗腹泻还是请医生帮你拿个主意。因为对不同的情况所采取的措施是不一样的。

使血尿酸降低的机制是什么

　　体内生成的尿酸由肠道排泄或被细菌分解，其余由肾脏排泄，是以游离尿酸盐的形式随尿排出的，痛风的基础是高尿酸血症，而尿酸为嘌呤代谢的最终产物，故高嘌呤饮食可诱发痛风。另外，迄今为止痛风尚无根治之法，故控制饮食，减少嘌呤的摄入就成了重要的防治措施。排出量与尿酸盐在尿中的溶解度有直接关系。在酸性环境中，pH为5.0时，游离尿酸仅为15%；当pH为6.6时，几乎所有的尿酸均处于游离状尿酸盐向游离尿酸转移。因此，患者多饮水，多食用碱性食物，可以保持尿量及使尿呈碱性，同时对促进尿酸的排泄，降低血尿酸，防止尿酸性尿路结石形成及痛风肾病有重要意义。

什么是假性痛风

　　假性痛风是一种由于焦磷酸钙晶体沉积于关节软骨及其周围组织引起的以关节炎为主要表现的疾病，因症状类似痛风而得名，又称焦磷酸钙沉着病或软骨钙化症。多见于50岁以上老年人，发病率随年龄递增而增加。男女之比为4∶1。

　　临床表现，一般膝关节最为常见，其次为髋、肩、肘、踝、腕和掌指关节，呈单关节炎或多关节炎，关节肿胀明显，但疼痛较轻。

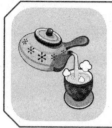

第二节

症状：痛不欲生受折磨

很多疾病的早期都是静悄悄地、毫无征兆地潜伏在那里，丝毫引不起人们的注意。痛风正是其中的代表。高尿酸血症在你的体内埋下罪恶的种子后，它不动声色地慢慢生根、发芽，或许有一天，一场剧烈的疼痛将你从睡梦中惊醒时，你会惊异地发现它早已长成参天大树，而树上早已结满了"痛风之果"。为了避免由于疏忽导致的病情加重，甚至引发严重的并发症，在日常生活中，我们应了解痛风的种种表现，增强自我保健意识，以有助于痛风的早期发现、早期治疗。

 ## 半夜突发关节痛

随着生活水平的不断提高，近年来痛风病的发病率显著增加。痛风早期并无明显症状，而急性发作时一般会发生在下半夜，表现为脚踝关节或脚趾，手臂、手指关节等处疼痛、肿胀、发红，并伴有剧烈疼痛。病人往往在睡前还无任何征兆，但痛风发作时的剧烈疼痛会让病人在睡梦中痛醒。一位姓李的患者45岁，豪爽、热情、善交朋友，平时就喜欢与朋友一起喝酒聊天。一日，他与朋友开怀畅饮后，带着浓浓的醉意，回家倒床便睡。半夜睡得正酣时，突然被右脚大趾剧烈疼痛惊醒，只见大趾局部红肿，不可触摸。待到医院就诊时，他已不能行走，且右足不敢穿鞋。经化验检查，诊为痛风急性发作。

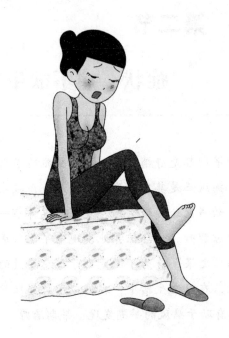

拇趾关节首当其冲

　　痛风的发病部位多在关节处，常常引起急性关节疼痛，故称之为痛风性关节炎。在发病初期，往往只有一个关节受到侵犯，大多是脚的大拇指关节，即第一跖趾关节（拇指与足掌相连的关节）首当其冲，其次为踝、手和足部其他关节，再次为掌指关节及腕、肘、膝关节等。而较大的关节如髋、肩、骶髂关节受累机会较少。而下颌、胸锁、脊柱、胸肋等关节发生痛风性关节炎则更为少见。痛风性关节炎主要侵犯手、脚、踝、腕等人体末端的小关节，而躯干部位的关节较少发生痛风性关节炎。常见的痛风的症状表现为单侧关节炎，偶有双侧或先后发作。

痛不欲生，来去如风

　　由于痛风是血尿酸代谢发生障碍引起的，所以在患处组织内会有尿酸盐沉淀，引起剧烈疼痛。这种疼痛常常难以忍受，被称作关节痛中最剧烈的一种。关节疼痛如同撕筋裂骨，甚至不能忍受被单的重量，若室内有人走动，较重的震动也觉得受不了。且在受犯关节会出现严重红肿热痛现象，令人疼痛难耐，症状会由轻度而重，发冷与颤抖现象也会因而加重，最痛时有如撕裂般，令人无法忍受。患者还可出现高热、头痛、心悸、疲乏、厌食等症状。但这种疼痛一般在24小时内达到最高峰，而几天或几周内又会自动消失，来去如风，这也是此病被称作痛风的原因。少数患者在一次急性关节炎后几十年不再发作，但大多数患者经过1～2年又会再次发作，而且常常是多处关节同时发生肿痛。所以，急性发作缓解后，切不可掉以轻心，应积极治疗，以防再次发作。

足部痛，落地难

　　痛风的常犯部位包括脚的大拇指、脚背、脚踝、脚跟、膝、腕、手指和肘等部位，而其中又以脚部各关节为常见，痛处不能触摸，即便碰触被单或周围震动亦疼痛加剧，以致病人辗转反侧，痛苦不堪，难以忍受，活动不便，病人疼

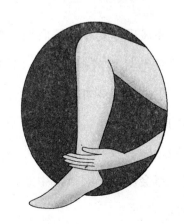

痛难当，常常无法穿上鞋子，无法落地走路。严重时会引起脚部关节变形。所以，痛风在急性发作时，患者应绝对卧床，抬高患处，以减轻疼痛，并及时进行药物治疗。

 ## 关节长出痛风石

　　在痛风患者的发病过程中，会出现一种坚硬如石的结节，称为"痛风石"，又名痛风结节。痛风急性发作过后，疼痛和炎症会暂时消失，但是体内的尿酸结晶并未消失。几次急性发作后，结晶会在关节部位不断沉积，慢慢地便形成了痛风石。痛风石常发生在下肢关节处，也可发生在肾脏和其他器官，如外耳的皮下和肘关节附近。痛风石大小不一，小的如芝麻，大的如鸡蛋。如不及时治疗，手脚部位的痛风石会破溃释放出像石灰一样的结晶块，并且破溃处极难愈合。有的病人甚至几年、十几年都无法愈合。因此，有些痛风石还需及时实施手术治疗。

 ## 手脚畸形难自理

　　痛风反复发作到了后期，严重者会在发病关节处形成痛风石，痛风石会破坏周围的软组织和骨质，造成患者关节的永久性畸形，致使关节活动逐步受限，手脚及其他部位畸形及功能障碍，将会严重影响日常生活，患者无法自理。

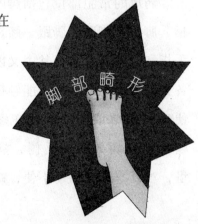

脚部畸形

痛风的分期症状

　　跟所有疾病一样，痛风在不同病情及时期都会有不同的症状表现，医学上，根据痛风依次对组织、脏器的损害程度可划分为四期，即无症状期、间歇期、慢性发作期及急性发作期。

1 无症状期

　　无症状期又称为痛风早期，此时的临床症状，一如名称所说，表现为除了血液中尿酸含量较高外，无关节炎、痛风石、肾结石等临床表现。此时病症虽然看似无害，但需要注意的是，这段时期往往是痛风潜伏的时期，而且有时潜伏期很长。大多数病例，急性痛风的发作在持续高尿酸血症后20～40年，其10%～40%患者在第一次痛风发作前有过一次或数次肾绞痛发作史，也有患者出现如蛋白尿、血尿，显微镜下白细胞尿。但诊断痛风应有尿酸盐沉着和组织炎症反应，而非仅有高尿酸血症及（或）肾结石。据研究表明，大部分患者终生停留于高尿酸血症，仅一小部分发生临床痛风。

2 间歇期

　　间歇期是指痛风两次发作之间的一段静止期。大多数患者一生中反复发作多次，少数患者发作一次后从未再发。多数患者发作间隔时间为6个月到1年。少数患者间隔时间可长达5～10年。未用抗高尿酸药物治疗的患者，发作次数渐趋频繁。病程越是晚期，常累及多关节、病情重、持续时间长、缓解慢。在间歇期仅根据病史和高尿酸血症诊断比较困难，但抽取跖趾关节液体，如果能找到尿酸盐结晶，有助于医生做出诊断。

3 慢性发作期

慢性发作期又称为痛风晚期，该时期的痛风患者，皮下痛风石的数量已经累积到一定程度，而且体积也大大增大，皮肤溃破后，有牙膏样白色尿酸盐结晶流出。而且血中的尿酸浓度越高，患病的时间越久，则可能会沉积越多的痛风石，有时会影响血管与肾，造成严重肾衰竭，使肾病更严重，并造成不易排泄尿酸的恶性循环，令痛风石的沉积也就越多。关节出现了明显的畸形和功能障碍，有肥大、变形、脱臼等情况，严重者还会出现关节畸形、僵硬等情况。此外，发生肾结石的危险性随血清中尿酸浓度增高而增加，同时也常会引起肾病变，肾衰竭后可能需接受血液透析。

4 急性发作期

痛风急性发作通常发作于后半夜，该时期的痛风症状表现为脚踝关节或脚趾，手臂、手指关节处肿胀、疼痛、发红，伴有剧烈疼痛。使用显微镜观察，会发现患处组织内有松针状尿酸盐沉淀。就是尿酸盐沉淀引起的剧烈疼痛。

正因为痛风的各期症状不同，所采用的治疗方法也会有所不同，因此，痛风患者在发现病症时，应及时采取最有效的治疗方法。

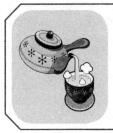

第三节

病因：都是平时惹的祸

　　万事皆有因，痛风也不例外。痛风是一种尿酸、嘌呤代谢紊乱所致的慢性代谢紊乱疾病。痛风因尿酸、嘌呤而起，但尿酸、嘌呤却并不是导致痛风的根本原因，尿酸、嘌呤等物质的代谢紊乱才是痛风的根本原因。而引起尿酸、嘌呤等物质的代谢紊乱的原因有多种，如饮食不当、大量饮酒、身体肥胖、关节受凉、过度疲劳、过度运动、精神紧张、空腹吃鱼等。因此，要想有效地防治痛风，就必须了解痛风的致病因素，从而根据自己的病情对症治疗。

 过多摄入高嘌呤食物

　　民以食为天，饮食是人们生命活动的重要内容，但饮食不当却会给生命带来危害。现在很多人把大吃大喝看做一种享受，乐此不疲。岂不知美味佳肴多为高嘌呤食物，饮食不当是诱发高尿酸血症的重要原因，是痛风的罪魁祸首。有关统计表明，饮食不当在痛风急性发作的各种诱发因素中占42.3%。

　　刘先生是老痛风患者了，说起他得痛风的原因，至今仍后悔莫及。刘先生喜欢吃海鲜，"五一"去海滩玩，也着实美美地享受了好几天的海鲜盛宴。可回来后，他觉得浑身不适，去就诊才知道，竟然是痛风病发作。

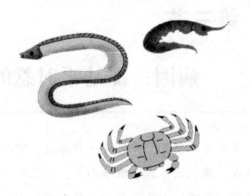

痛风病患者不宜吃海鲜

每年入夏以来像刘先生这样，有很多痛风患者因为近期饮食没有节制，牛羊肉和啤酒等摄入过量而诱发疾病的非常多见。大口喝酒、大块吃肉的中青年男性，是痛风的高危险人群。其中，海鲜和烧烤的牛羊肉，以及啤酒都是高嘌呤食品，易引起痛风急性发作或加重病情。

随着人们生活水平的提高，许多十几岁的孩子居然也有了尿酸高的症状。而这样的症状不加以控制和治疗，随着年龄的增长，都会有潜在痛风的危险。通过对比较年轻的痛风患者回访中得知，他们有一个很大的共同点，就是爱喝饮料、爱吃肉。并且每天肉类的摄入量比正常人高很多倍。大家都知道痛风患者是因为经常食用含嘌呤高的食物而诱发痛风，中医理论认为，痛风主要是因大量喝冰啤酒、冰饮料造成的，人体是热性体质，当大量喝冰啤酒、冰饮料时，这些热就无法散发出去，淤积在体内关节处就出现肿胀，一肿一胀就疼痛，这就是痛风了。

啤酒、海鲜诱发痛风

大量饮酒会致使痛风发作。这是因为酒精的主要成分乙醇，不仅能促进体内嘌呤代谢而直接使血尿酸升高，酒类本身还提供嘌呤原料，如啤酒内就含有大量嘌呤成分（一瓶啤酒可使尿酸增加一倍）。同时，乙醇可使体内乳酸增加，而乳酸又可抑制肾小管对尿酸的排泄。所以，大量饮酒是痛风的最重要诱因之一。

美国科学家研究发现，过量喝啤酒确实能使痛风的发病危险增加，其次是喝酒精含量较高的烈性酒，而喝适量红酒对健康威胁不大。痛风是一种尿酸代谢失调引起的疾病，由于尿酸在患者血液和组织中大量积聚，尿酸盐会在关节或肌腱周围沉积，引起关节疼痛、肿胀甚至变形，严重的会导致肾衰竭，影响患者健康及生活质量。以美国为例，每年约有男性痛风患者340万人，女性患者160万人。据医学杂志《柳叶刀》报道，哈佛大学马萨诸塞综合医院的科研人员在1986年开始对4.7万多名健康男性进行了问卷调查，内容主要包括被调查者的日常饮食习惯信息。此后，调查每两年进行一次，一直持续到1998年。在12年中，共有730人成为痛风患者。研究人员在统计数据后发现：每天喝啤酒两听以上的人，痛风发病危险是不喝啤酒者的2.5倍；每天喝烈性酒两杯（酒精含量15克）以上的人，罹患痛风的危险是常人的1.6倍，而喝红酒没有什么影响。

研究负责人说，这一结果表明，啤酒及烈性酒中某种尚未确定的非酒精物质可能导致痛风。现有科研成果表明，当食品及饮料中含有一种名为咖啡因的化合物时，体内的尿酸水平就会升高，而啤酒中的咖啡因含量就特别高。这是科学家首次对各种酒精饮料与痛风的关系系统地调查与评估。他们还发现，只吃肉类和海产品而较少吃蔬菜和蛋白质的人，其痛风发病危险也较高，奶制品则对降低痛风发病风险有一定帮助。

啤酒+海鲜，年轻男性成痛风高危人群。

身体肥胖

有人调查发现，痛风病患者的平均体重超过标准体重17.8%，并且人体表面积越大，血清尿酸水平越高，肥胖者减轻体重后，血尿酸水平会下降。这说明长期摄入过多和体重超重与血尿酸水平的持续升高有关。肥胖是痛风发作最重要的原因。

受凉、受潮诱发痛风

关节部位受凉、受潮是诱发痛风急性关节炎的重要原因之一。特别是足部受凉、受潮，常诱发蹈趾关节、踝关节、附及足跟关节炎。人的双足本身温度偏低，而且受凉机会最多。尤其是在冬、春寒冷季节，如果穿的鞋子不起保暖作用则极易受凉。双足受潮的机会也较多，尤其是在雨、雪天气。关节在受凉受潮的状态下，肤温可进一步降低，会造成血中尿酸在局部沉积，因而诱发痛风。此外，关节在受凉、受潮的情况下，局部血管发生痉挛性收缩，关节组织的血液供应减少，血循环处于不良状态，也是引起关节炎发作的重要因素。

过度疲劳是痛风的诱因之一

通过对大量痛风患者发病情况的调查，发现疲劳过度是诱发痛风发作的主要原因之一。有人是在连续加班加点干活、长期出差或搬迁新居等情况下因疲劳过度引起痛风发作。疲劳过度在痛风急性发作的各种诱发因素中占45.7%。可见，平时注意劳逸结合，合理调节工作生活节奏是多么重要。

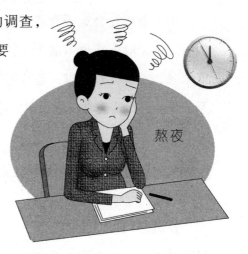

熬夜

过度运动是痛风的常见诱因

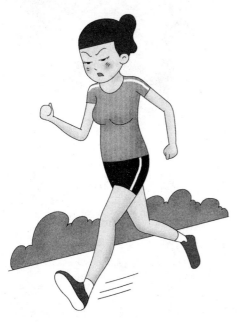

过度运动是痛风发作的又一常见诱因。热爱运动本是好事，但如不注意控制运动量，过度运动，如长跑、爬山、跳跃、踢球等，也会引起痛风的发作。运动过度或剧烈运动会使人体内乳酸产生增加，可抑制肾小管排泄尿酸而使血酸升高。同时还会导致出汗过多，机体失水而使血容量、肾血容量减低而影响尿酸排泄，从而诱发痛风。

精神紧张成为痛风导火线

由于现代社会竞争激烈，人们的工作、生活节奏加快，尤其是白领阶层，无时不在风口浪尖上拼搏竞争，致使心理压力过重，精神过度紧张，心身疲惫不堪，这样很容易造成心理失衡，导致神经内分泌系统紊乱，代谢失常，成为引发痛风的导火索。

 ## 空腹吃鱼可能导致痛风

在减肥风潮日盛的今天，不少人喜欢只吃菜不吃饭，空腹吃鱼更是司空见惯的事情，但这却很可能导致痛风发作。痛风是由于嘌呤代谢紊乱导致血尿酸增加而引起组织损伤的疾病。而绝大多数鱼本身富含嘌呤，如果空腹大量摄入含嘌呤的鱼肉，却没有足够的碳水化合物来分解，人体酸碱平衡就会失调，容易诱发痛风或加重痛风病患者的病情。

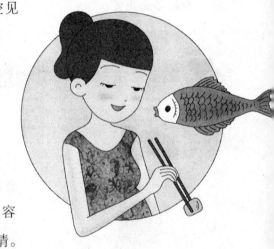

专家建议个人在吃鱼肉前可先吃一些含碳水化合物的低脂食品，如杂粮粥、荞麦粉、芋头等垫底，用餐中间也可食用一些含淀粉的菜肴，如蒸甘薯、甜玉米、马铃薯等，以此平衡体内酸碱度，减轻嘌呤的危害，起到保护身体健康的作用。

冬季"火锅综合证"诱发痛风病

寒风凛冽的冬天，火锅盛行，人们围炉小坐、开怀畅饮的同时，往往会将由吃火锅而引起的疾病抛至脑后，如寄生虫病、口腔黏膜损害等。随着人们对生涮这种吃法的热衷程度与日俱增，把前几年还不怎么好发的痛风病"吃"成了冬季常见病。

痛风病随着火锅盛行而"倚疯作邪"。入冬以来，上海某医院曾在一日内收治了好几例因吃火锅而引发的急性痛风性关节发作病例。面对趋之若鹜的美食爱好者，医生提醒：还是古训说得好，"病从口入"，火锅的确好吃，但在吃这种传统美食时一定要以健康为原则。

嘌呤导致痛风。除了体质、疲劳等因素外，海鲜、动物内脏、蘑菇和酒都是引起痛风病的"罪魁祸首"。因为带来鲜美味道的"嘌呤"人体不能过多承受，而它就是导致痛风病的"祸首"。

有关专家说，如果过多的嘌呤不能排出体外，尿酸就会在血液中沉积，痛风病就是因此引起的。初起时经常是莫名其妙的脚趾"扭"伤，反复出现红肿疼痛，如果得不到控制，尿酸就会进一步引起关节变形，直至肾脏损害、功能衰竭。

痛风属于"富贵病"，患者中85%都肥胖。目前，痛风病患者多为收入高、运动少、应酬多的白领上班族，发病年龄从以前的50岁以后提前到目前的30岁左右，经常是在一次豪华的海鲜宴后，第二天清晨突然发病。

目前能确定的是，海鲜、肉类、动物内脏、蘑菇、酒、浓茶和咖啡含嘌呤较多，需要节制。不少人误以为"不吃肉只喝汤"情况会好一些，但因为嘌呤能够充分脱落到久炖的汤中，所以痛风病往往在各种锅、煲类菜肴热卖的季节高发。

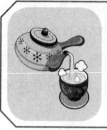

第四节

危害：好似打开"潘多拉"

痛风本身并不会夺取人的性命，真正伤人的是它带来的痛彻心扉的痛感，以及各种并发症。痛风虽然表现在关节，却属于全身性疾病。如果不及时治疗，痛风的进一步发展还会影响到其他内脏器官，比较常见的是肾脏。如治疗不彻底可致关节肿大、畸形、僵硬、关节周围淤斑、结节、并发痛风性肾结石、痛风性肾衰竭，痛风性冠心病、高血脂、高血压、泌尿系统结石等脏腑病症，威胁患者的生命。

 ## 痛风是高血压的危险因子

痛风患者大约有一半患有高血压病。除了因肾功能障碍引起的肾性高血压之外，痛风患者大多是较为肥胖体型，因此痛风患者合并肥胖也是原因之一。体型肥胖者体内蓄积过多脂肪，容易造成动脉硬化而引起高血压。

 ## 痛风常伴有高脂血症

由于痛风病患者在日常饮食上偏重高脂肪、高蛋白、高热量食物，因此，体内脂肪含量都相当高，胆固醇含量也都超过正常标准，是高脂血症好发群族之一。

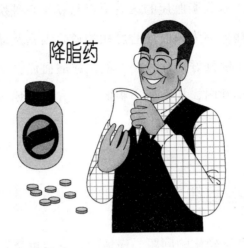

降脂药

 ## 痛风极易引发糖尿病

糖尿病与痛风两者都是因为体内代谢异常所引起的疾病，很容易并发于患者身上。糖尿病是因为调节血糖的胰岛素荷尔蒙缺乏，导致体内持续处于高血糖的状态，而尿酸值与血糖值之间有很大相关性，通常尿酸值高者，血糖值也会比较高。并且痛风与糖尿病两者有着许多相同的影响因素，如年龄、肥胖等。人类尿酸值同血糖一样，随着年龄的增加而有升高的倾向。有学者认为，过高的血尿酸浓度可直接损害胰腺细胞，而引发糖尿病。甚至部分痛风患者存在胰岛素抗体而加重糖尿病。

 ## 痛风容易造成缺血性心脏病

所谓缺血性心脏病，是指输送氧气及营养给心脏肌肉的冠状动脉硬化或阻塞，以至血液的流通受到阻碍，导致血液无法充分送达心脏，使血液循环机能不良，引起狭心症或心肌梗死的几率就特别高。尤其是原本就患有高脂血症的患者更容易发生心脏疾病。目前美国心脏病协会就把痛风列为缺血性心脏病的危险因素及动脉硬化的促进因子。因为痛风未能好好治疗，持续的高尿酸血症会使过多的尿酸盐结晶沉淀在冠状动脉内，加上血小板的凝集亢进，均增加了动脉硬化的进展。

痛风容易造成脑血管障碍

同样由于动脉硬化的问题，痛风的并发症也会发生在脑部。动脉硬化导致大脑血流不畅，其症状包括头痛、头昏眼花、手脚发麻或麻痹症。严重的话，病人有失去意识之虞，甚至死亡。所以痛风患者就诊时除了血管摄影外，还需做脑部的CT、MRI检查。

痛风容易引起急性肾衰竭

痛风患者中，尿路结石的发生率高达10%～25%，较健康人群高1000倍。尿酸盐在泌尿系沉淀，可损害肾脏并形成尿路结石，结石尿路堵塞"下水道"，损伤尿路可引起血尿，阻塞输尿管易发生肾绞痛，梗阻尿路可引起继发性尿路感染。如果不及时治疗，最终导致不可逆转的肾功能损害。如果尿酸值持续过高，大量的尿酸盐结晶堵塞在肾小管、肾盂及输尿管内，引起尿路梗阻，严重者可以导致突然出现少尿甚至无尿，如不及时处理可迅速发展为急性肾衰竭，甚至引起死亡。

痛风容易引起痛风性肾病

痛风如果没好好治疗，则长期持续高尿酸血症，会使过多的尿酸盐结晶沉淀在肾脏内，造成痛风性肾病。有20%的患者会在临床上有肾病变表现，经过几年或更长时间可先后出现肾小管和肾小球受损，少部分发展至尿毒症。痛风性肾病的发生率仅次于痛风性关节炎。痛风性肾病在早期有轻度单侧或双侧腰痛，嗣后出现轻度水肿和中度血压升高。尿呈酸性，有间歇或持续蛋白尿。5～10年后肾病加重，引起肾机能障碍，进而发展为尿毒症，甚至死于肾衰竭。此种情况占痛风死亡原因的20%～30%。实质性肾损害透支生命。1/3的痛风患者最终会出现高尿酸性肾病。其临床表现有两种类型：一是以肾小球病变为主，病变早期可出现间歇性微量蛋白尿和夜尿增多，1/3患者合并有高血压；二是间质性肾脏病变，常表现为反复尿路感染，病程相对较长，这可能与尿酸盐阻塞肾小管有关。

 ## 痛风容易引起肾结石

根据统计，痛风患者出现肾结石的几率为正常人的1000倍左右；由于尿中的尿酸量越多、酸碱度越酸，越容易发生肾脏结石。痛风石好发于肾脏，而在其他器官如肝、肺、脑等却极少发生或不发生，主要有以下两个原因：

❶血中尿酸的排泄主要通过肾脏，75%～80%的尿酸是由肾脏排出，20%左右的尿酸经由胆道入肠道，随粪便排出。其他器官如肺、胰等几乎不排泄尿酸，所以尿酸易在肾脏内沉积形成肾结石。尤其是血

中尿酸浓度过高，超过肾脏的排泄能力时，肾脏痛风石更容易发生。

❷尿酸沉积与局部组织环境的酸碱度有关（即pH）。当局部偏酸时，即pH偏低时尿酸容易沉积形成结石。正常人血液pH为7.35～7.45（中性）。而痛风患者尿液的pH一般在5.5～6，呈酸性，加上尿酸主要由尿中排出，所以易在肾脏内沉积而形成结石。

 尿路感染也会要人命

痛风性肾结石或肾盂积水、膀胱结石等容易引起顽固性泌尿系统感染，尤其是引发肾盂肾炎；有时未及时治疗可引起脓肾或坏死性肾乳头炎、败血症而致死。

 皮肤感染也会致人死

痛风后期会形成大小不等的痛风石，如果不注意保护，痛风石容易破溃，而一旦破溃就很难愈合，如未能及时采取治疗措施，又不注意清洁卫生，因而造成细菌严重感染，蔓延到血内，引起菌血症和败血症而致死。

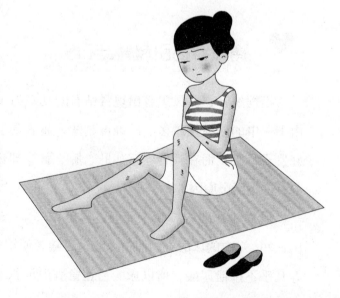

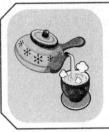

第五节

防治：远离和控制痛风病

痛风是一种慢性疾病，但是只要及早防治，痛风患者也可以和健康人一样生活。有效防治痛风需要注意许多事情，如：要限制嘌呤摄入量，限制每日总热能，食物以碱性为主，巧饮食不沾酒，促进血液循环等。

 要限制嘌呤摄入量

嘌呤是细胞核中的一种成分，只要含有细胞的食物就含有嘌呤，如动物内脏、骨髓、海味、发酵食物、豆类等。限制嘌呤类食物的摄取，以减少外源性的核蛋白，降低血清尿酸水平，对于防止或减轻痛风急性发作，减轻尿酸盐在体内的沉积，预防尿酸结石形成具有重要意义。

 限制每日总热能

总热量的供给因人而异，如休息状态与体力劳动者有所不同。休息者热量每日按每千克体重105～126千焦给予，体力劳动者则为126～168千焦。

对肥胖或超重者，应限制总热能，采用低热量饮食，即每日按每千克体重42~84千焦给予。一般而言，肥胖者每日减少50克主食为宜。1克蛋白质或1克碳水化合物在体内氧化能产生16.8千焦热能，而1克脂肪可产生37.8千焦热能。热能单位的换算：1千卡＝4.18千焦（或简化为4.2千焦），1千焦＝0.239千卡，1兆焦＝1000千焦。

食物以碱性为主

尿酸在碱性环境中容易溶解，多食碱性食物可以降低血和尿液的酸度，如蔬菜、水果、马铃薯、坚果、牛奶等。西瓜和冬瓜不但是碱性食品，而且具有利尿作用，对预防痛风非常有利。

勤饮水不沾酒

酒精具有抑制尿酸排泄的作用，长期少量饮酒还可刺激嘌呤合成增加，啤酒含有大量的嘌呤，要引起注意，尤其是喝酒时再吃肉禽类或海鲜食品，会使嘌呤的摄入量加倍。预防痛风还要多饮水，充足的水分有利于尿酸的排出，建议每日饮水2000～3000毫升，最好均匀饮水，每小时一杯。所以称为"勤饮水"，还要注意夜间的补水。因为夜间尿酸很容易升高。

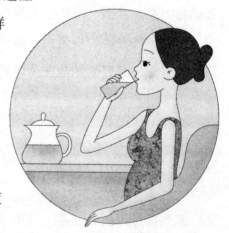

促进血液循环

预防痛风要养成经常洗热水浴或用热水泡脚的好习惯，以促进血液循环，增加尿酸排泄。但是，很多人有泡脚后不擦干，直接晾干的习惯，其实这是错误的。在泡脚的时候，水温一般都很高，皮肤的汗毛孔很快就张开了，而且一直处于张开状态，这个时候直接把脚拿出来，很容易受风，脚受风容易引起痛风的发作，也是很多痛风患者在洗澡后容易犯病的原因。所以在泡脚后一定要擦干并穿上袜子，千万不要晾干。一些人脚怕风，怕凉，很多都与洗澡或泡脚后直接被凉风吹过有关，凉风吹过，风就会被封闭在皮下，就容易形成中医上所说的痹症，也就是痛风、关节炎之类的病症。

远离痛风要五防

要想远离痛风，就要做到五防：

一防高嘌呤食物　嘌呤是尿酸生成的来源，如果进食含嘌呤量大的食物极易诱发高尿酸血症，诱使痛风发作。痛风患者要少吃或不吃高嘌呤食物，可选择新鲜猪肉、牛肉、鸡肉以及淡水鱼、虾来补充一定的蛋白质，也可食用豆类制品和干果类，新鲜蔬菜则可多吃些，以使饮食更加合理，有利于预防痛风发作。

二防肥胖　肥胖既是痛风发病的危险因素，又是痛风发展的促进因素。肥胖者的血尿酸水平通常高于正常人，若痛风伴肥胖还可影响药物效果，降低药物敏感性。

三防高血脂　痛风患者要定期测定血脂。若血脂浓度高，首先需要控制饮食，摄入低脂食物，避免高脂食物，必要时服用降脂药，以使血脂恢复正常，减少心血管并发症，预防痛风发作。

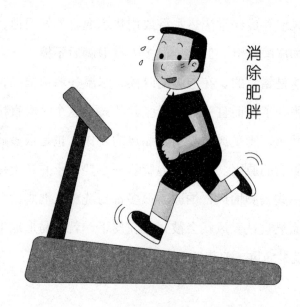

消除肥胖

四防酗酒　饮酒是痛风发作的最重要诱因之一。这是由于酒精的主要成分乙醇可使体内乳酸增加，而乳酸可抑制肾小管对尿酸的排泄；乙醇还能促进嘌呤分解而直接使血尿酸升高；同时，酒类本身可提供嘌呤原料，如啤酒内就含有大量嘌呤成分。痛风患者最好戒酒，一时戒不掉也要注意避免大量饮酒，更忌酗酒。

五防剧烈运动　剧烈运动后体内乳酸产生增加，可抑制肾小管排泄尿酸而使血酸升高。剧烈运动还可致出汗过多，机体失水而使血容量、肾血流量减低而影响尿酸排泄，引起一过性高尿酸血症。所以，痛风患者不宜剧烈运动。进行运动锻炼宜选择运动强度较小的有氧运动项目，如散步、步行、骑自行车、游泳等，而要避免球类、爬山、跳跃等运动强度大的项目，同时注意运动过程中要休息，并应多饮水。

避免受凉和劳累过度

人体受凉和劳累过度是诱发痛风的主要原因之一。人体在受凉和过度疲劳时，均可致各种循环代谢功能减弱，可使人体自主神经调节紊乱，易致体表及内脏血管收缩，包括肾血管的收缩，从而引起尿酸排泄减少。因此，平时应注意劳逸结合，避免过分劳累和精神紧张，养成良好的工作、生活习惯。

避免急性转慢性

急性痛风性关节炎首发者，多数可以自行缓解，或经治疗缓解。缓解后感觉不到任何症状，但千万别以为万事大吉了。一旦不对其进行及时、系统的治疗和控制，任其反复发作、迁延不愈，它将会像电脑一样不断升级换代——进入痛风慢性期，即痛风晚期。因此，急性痛风首次发作后，应及时检查治疗防范，不可等闲视之而延误病情。

痛风应做哪些检查

痛风患者应定期检测血尿酸水平，并检测尿酸排出量。对于急性痛风性关节发作的患者，还应检测血白细胞计数、血沉。严重的患者应做关节腔穿刺取滑囊液检查，可发现针形尿酸盐的结晶。对于一时无法确诊的患者，可行秋水仙碱的实验性治疗，患者多在服药后出现好转。

慢性痛风病患者还应行受累关节的X线检查，了解骨与关节的破坏程度；行肾脏的影像学检查，了解是否存在肾、输尿管结石。病程长者还应进行肾功能的检测。此外，痛风石的活检可以证实尿酸盐结晶的存在。

痛风治疗的原则与目的

治疗痛风的总体原则是：❶合理控制饮食；❷摄入充足水分；❸生活要有规律；❹适当参加体育运动；❺采取有效且短期的药物治疗；❻定期进行健康检查。

痛风的病程大致可分为急性期和缓解期。不同时期，痛风病的治疗原则又有所不同。

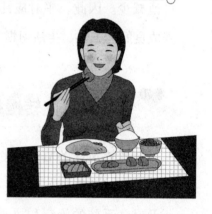

一是急先治其标

急性期时关节的红肿热痛非常明显，这就是"标"。急性期的治疗目的是消炎止痛，常用药物有几类：①非甾体消炎药，疗效明显，但必须按照医嘱规则服药。②秋水仙碱，该药治疗效果显著，但不良反应也很大，目前用得较少。如果服用务必严格遵照医嘱，定期随诊复查血液指标。③糖皮质激素，只有在上述药物没有效果且症状较重时，医生才会考虑给病人使用。

二是缓再治其本

经过上述药物的规范治疗，症状缓解，此时进入了缓解期，必须坚持治疗，否则将前功尽弃。因为血液中的尿酸仍高，痛风随时可能再次发作，与此同时，痛风对骨关节或其他身体器官的破坏仍在进行中。

临床痛风的治疗一般要求达到以下目的：

❶ 尽快终止急性关节炎发作；

❷ 防止关节炎复发；

❸ 纠正高尿酸血症，防止因尿酸盐沉积于肾脏、关节等所引起的并发症；

❹ 防止肾脏的尿酸结晶石形成；

❺ 预防和治疗糖尿病、肥胖、高血压、血脂异常等并发症。在临床上，要根据不同病期的病情进行针对性处理，选择最佳治疗方案。

痛风防治的"四个结合"原则

在长期的痛风治疗实践中，医务人员总结出痛风防治要遵循"四个结合"原则：

一是中西结合的原则

西药见效快，但不良反应大。中药无不良反应，但见效慢。中西医结合治疗，既可在最短的时间内控制症状，缓解病人痛苦；同时，在西药被迫停用后，中医还可持续发挥作用；临床研究还发现，服用中药时可减少西药用量，并有降低西药不良反应的作用。

二是标本结合的原则

所谓"标"指病邪，"本"指正气。急性期重在治标，间歇期当注意标本结合，即标本同治。临床可根据病人的病情变化，采取西药治标，中药治本，或中药扶正祛邪，标本同治之法。标本兼治之法，既可逐邪外出，又可增强体质，提高抵抗力，抵御外邪如寒湿入侵，增强对过度疲劳、情绪紧张等痛风诱发因素的耐受力，从而延长间歇期，减少痛风复发。

三是养治结合的原则

注重病后调摄与预防。痛风急性发作稳定后，在坚持药物治疗的同时，一个很重要的方面就是要注意调养。养治结合，同样可以达到预防复发，甚至完全控制复发的目的。调养的方法很多，主要有以下几种：❶饮食调养；❷心理调节；❸适度锻炼；❹生活起居调养。只要坚持治疗，调养得当，就能促进病情好转与身体康复。

四是本病与并发病结合的原则

据统计，20%～40%的痛风患者伴有肾脏病变，同时还多伴发或并发高血压、糖尿病、冠心病、高血脂、肥胖症等疾病。因此在治疗痛风的同时，还要积极治疗其并发病，以防止本病并病、相互影响，恶性循环。

由于痛风病的治疗需要一个长期的过程，患者在治疗过程中一定要遵循以上痛风病的治疗原则，这样才能取得理想的治疗效果。

急性痛风期的治疗

急性痛风发作期的治疗，除了给予患者认真的护理外，还要求患者绝对卧床，抬高患肢并进行药物治疗。一般治疗药物如下：

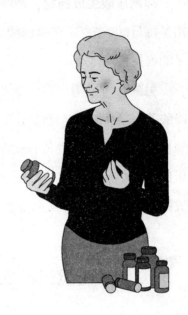

❶ **早期运用秋水仙碱**。常用口服法：初始剂量为1毫克，随后每小时0.5毫克或每2小时1毫克，直到症状缓解或出现恶心、呕吐、水样腹泻等胃肠道不良反应。第一日最大剂量6～8毫克。若无效，立即停药。90%的患者口服秋水仙碱后48小时内疼痛缓解。症状缓解后可继续给予每次0.5毫克，每天2～3次。维持数天后停药。

❷ **非甾体类抗炎药物**：吲哚美辛（消炎痛）初始剂量75～100毫克，随后每次50毫克，6～8小时1次。

以上药物无效或由于不良反应强烈无法治疗时，可考虑用糖皮质激素或ACTH治疗。缓解率高，但易反弹。

发作间歇期及慢性期的治疗

痛风间歇发作期的治疗主要是促进尿酸排出和抑制尿酸生成，使尿酸维持正常值（575.25微摩尔/升），保护肾脏功能，防止痛风性肾病。

排尿酸药物：如苯溴马隆：25～100毫克，每日1次，丙磺舒：口服每次0.25克，每日2次。

抑制尿酸生成药物：别嘌呤醇：每次100毫克，每日2～4次，最大剂量每日600毫克。待血尿酸下降到360微摩尔/升时可减量至维持该水平的维持量。

另外，可以喝一些降酸茶，降低尿酸值，改善痛风症状。有御农降酸茶、宇泽原离子降酸茶等，这是日本研发的一款药茶，富含的FBZ碱性离子将沉积在关节、软组织处的尿酸盐结晶中和、溶解、排出，析回血液中的酸性有害物质通过尿液排出体外，进而让身体逐渐恢复成健康的碱性体质，从而彻底改善痛风病症。

治疗痛风三步走

第1步 止痛。痛风止痛以前秋水仙碱用的比较多，但因其毒性较大，所以现在一般不太用了。非甾体类药物用的比较多，如塞来昔布胶囊、依托考昔片、双氯芬酸钠等，用这些药，要注意胃肠道保护。轻中度疼痛可外用药，如扶他林软膏、辣椒碱软膏（外用药防皮肤溃破）。

第2步 降尿酸。西药主要有两种：别嘌呤醇，苯溴马隆。国外别嘌醇用的多，国内苯溴马隆多一些，因为别嘌醇有一个不良反应：剥脱性皮炎。别嘌醇服用初期可诱发痛风，故于开始4～8周内可与小剂量秋水仙碱合用，这也是把降尿酸作为第二步的一个理由。一般在疼痛控制1～2周后加用。服药期间应多饮水，并使尿液呈中性或碱性，以利尿酸排泄（药物注意事项很多，要在医生指导下用药，不可自己乱用药）。

第3步 调体质。调体质是个长期的问题，能胜任此者，也许只有中药。所以急性期一般不开中药，缓解期，以吃中药为主。更重要的是调整饮食结构，生活习惯，合理锻炼。（另外还要注意的是不要太急于进补，酸软乏力，有时是邪气在作怪，中医进补必兼泄泻就是这个道理）

痛风不痛了就以为好了，那只完成了第一步，或说一步半（很多患者把别嘌醇当成是止痛药，痛时吃，不痛就不吃了）。其实痛风的治疗关键是后面两步。

中老年人痛风预防方法

❶ 中老年人，特别是男性，在每年健康检查时，一定要检查血尿酸这个项目，特别是因为其他疾病而服用影响尿酸排泄的药物，对预防痛风十分重要。一旦发现血尿酸增高，要定期复查。

❷ 身体肥胖的中老年人，要减轻体重。中老年人可以利用充裕的自由时间做适当的体育活动，可使体重逐渐达到理想的水平，也有利于预防痛风。对于肥胖而又嗜好饮酒的中老年人，要注意检查血尿酸，如果持续增高，要找出原因加以消除；找不出原因的，而血尿酸又长期高于540微摩尔/升，可以在

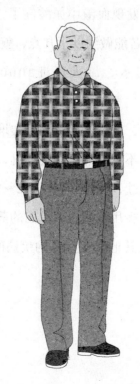

适
当
运
动

医生的指导下服药治疗。

❸注意控制饮食，同样是常见的预防痛风的方法。有些食物中嘌呤含量较高，不宜进食过多，如动物内脏、鱼子、豆类、啤酒、发酵食品等。不要酗酒，要多喝水，多喝茶水能促进尿酸盐的排出。

降低痛风年轻化的几个妙招

随着人们生活水平的提高，高蛋白、高脂肪、高热量食品在饮食结构中的比重逐渐增加，血尿酸升高的人越来越多，其直接后果就是，痛风这种"皇帝病"，已开始向更多的年轻人进军。

有研究称，患痛风时越年轻，病程将持续的越长，病情也更重。因此体检时发现血液中尿酸高了，一定要重视，不能因为没有症状而掉以轻心。若能做到以下几点，就能大大降低痛风的几率：

❶多喝水，每天保证2000毫升，少量多次喝完，以助尿酸排出。

❷禁酒，酒精易使体内乳酸堆积，抑制尿酸排出。

❸尽量不吃海鲜、动物内脏，多吃偏碱性食物。

❹少吃盐，每天应限制在2～5克。

❺尽量少用抑制尿酸排出的药物。

❻注意其他合并存在的疾病的治疗，如高血压、糖尿病、高血脂及肥胖等。

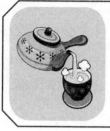

第六节

痛风的认识和治疗误区

许多痛风患者都在尝试很多方法进行治疗，但却没发现自己可能已经深陷痛风的认识和治疗误区，如果不及时走出痛风的治疗误区，反而会耽误治疗效果。下面告诉大家一些常见的痛风认识和治疗误区，以便于痛风患者在防治过程中少走弯路。

 误区1：高尿酸就是痛风

高尿酸不一定就是痛风。痛风是血尿酸过高引起的，而高尿酸只要得到有效控制，就不一定会发展成痛风。此时单纯尿酸过高称为高尿酸血症。就是说，人每天尿酸生产量和排泄量是维持一定平衡的，如果生产过剩或排泄不良，就会使尿酸堆积在体内，造成血中尿酸过高。当尿酸持续过高，继而出现痛风性关节炎的发作，便称之为痛风。而从未有过关节炎发作者，称为高尿酸血症。只要在尿酸过高时注意饮食或找出原因及时矫正，尿酸就有可能恢复正常，一般不需要药物治疗。而一旦发展成痛风，则变成一种疾病状态，如果不认真治疗通常会形成痛风石，甚至导致关节永久性畸形，晚期可致肾功能不全或肾衰竭。

误区2：痛风发作时血尿酸就一定会高

这种说法不完全正确。据统计，痛风在急性关节炎发作时，约有30%的病人血尿酸值处于正常范围以内，如果继续追踪检查则会发现尿酸值大多会高起来。反过来，尿酸过高，又发生关节疼痛也不一定就是痛风，而应请医生诊治，以免误诊和耽误治疗。此外尿酸在体内是一种动态平衡，每天尿酸值可能不同，应多测量几次，以判定是否真正尿酸过高。

 ## 误区3：控制饮食就可以防止痛风

饮食对于痛风来说确实很重要，饮食是诱发痛风的一个重要因素，在诱发痛风的各种因素中排在第二位，并且如不注意饮食调节，不控制嘌呤的摄入，就容易造成痛风反复发作，最终并发各种高危病症。但这并不是说，控制了饮食就可以防止痛风。因为，引发痛风的因素是多方面的，如疲劳过度、饮酒、过度运动等。同时还应注意与痛风发作关系密切的另几个因素：如肥胖、高血压、高血脂以及小剂量阿司匹林等。有数据表明，50%以上痛风患者体重超标，约3/4合并有高血压或高血脂。所以单纯控制饮食是不够的，还应多方面注意，有效控制各种诱发因素的发生。

 ## 误区4：痛风发作马上就用降尿酸药

这也是错误的。痛风发作时不能马上使用降尿酸药。这是因为，降尿酸药无法控制关节炎症，相反因为其降低血尿酸水平，会加重关节的炎症或（和）引起转移性痛风。就是说尿酸水平的骤然降低有时反而会加剧痛风的发作。这是因为血尿酸突然降低会导致已经沉积在关节及其周围组织的不溶性尿酸盐结晶脱落下来，引发痛风性关节炎，这种情况也叫做转移性关节炎。正确的方法应是首先进行消炎止痛，控制关节炎症，等到病情缓解或进入间歇期再使用降尿酸药。当然，发病后一定要及时找医生诊治，不可私自用药，以免延误病情。

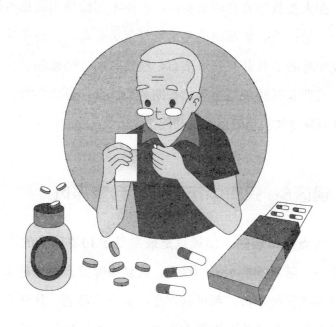

误区5：痛风发作需要抗感染治疗

有些患者痛风发作时就盲目使用抗生素，进行抗感染治疗，其实这是一种错误做法。痛风发作是因为尿酸盐结晶沉积在关节处，以及关节周围组织而引发的无菌性炎症反应，只要没有合并感染，一般不需要用抗生素治疗。

痛风的红肿痛好了，只是急性发作缓解了，绝不是不用治了。因为，痛风和糖尿病一样是一种慢性病，少数人只发病一次，以后就不发作了，而大多数患者会频繁发作。虽然不用像糖尿病患者那样终生服药，但积极防控、长期随诊和定期复查是必需的。特别是一些顽固性反复发作患者、合并有痛风结石、慢性肾病、高血脂、高血压、高血糖者，需要长时间规范用药，长期调节饮食，避免各种诱发因素，不然很容易发展致关节畸形和肾功能不全。

 误区6：只有中年男性才会患痛风

这个观点是错误的。痛风只是最常见于40岁以上的中年男性，但并非唯一。随着生活水平的提高，饮食中嘌呤含量也越来越高。如今，痛风病在任何年龄，都可以发生。脑力劳动者、体胖者发病率较高。而对于更年期后的女性朋友来说，由于女性的雌性激素水平大大降低，因此对痛风的防治也不能麻痹大意。

误区7：拆东墙补西墙的治疗

痛风在治疗过程中，应遵照医生要求，不同病期使用不同药物，不可不分轻重缓急乱吃药，甚至是用拆东墙补西墙的办法。痛风患者为了缓解"痛不欲生"的苦楚，经常大批地服用镇痛剂和抗生素类消炎药物，甚至打点滴来缓解关节局部疼痛、肿胀及炎症。殊不知，痛风发病期的肿胀、疼痛、炎症，是由于末梢血管微循环较差，致使血液中的尿酸盐结晶堵塞造成的，也就是中医上所说的"不通则痛"。只要痛风石没有破溃，便属于无菌性炎症，是不需要抗生素治疗的，否则，不但不能解决问题，反而会损坏体内的有益菌群，使免疫力下降。更有些患者为了尽快降低尿酸值，在急性发作期服用克制尿酸合成的药物别嘌呤醇等，这更是错误的。

误区8：痛风患者不能吃肉，只能吃青菜

很多痛风患者和家属都以为，只要控制饮食，不吃肉，多吃青菜，痛风就不发作。实际上这种做法是不科学的，只会给身体留下更大的隐患，更会加重痛风的病情。蛋白质和脂肪是人体重要的成分，如心脏、胃肠等消化道平滑肌，参与代谢的各种酶都是由蛋白质构成的。人体每天都需要补充蛋白质，以弥补蛋白质的损耗流

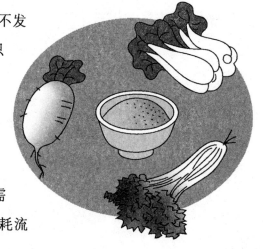

失。其中，动物蛋白的质量要远高于植物蛋白，更利于人体吸收，动物蛋白中含有人体所必需的8种氨基酸，而植物蛋白却无法弥补人体必需的氨基酸。含植物蛋白最高的当属豆类，而一些痛风患者为了不发病，甚至连豆类都不食用。长期不摄进蛋白质会造成记忆力减退、性格暴躁、免疫力下降，各组织器官加速老化、代谢能力降低、各脏器功效降低、性功能衰退，并易患各种慢性疾病、癌症等。所以，痛风患者须合理补充蛋白质等营养物质，不可只吃青菜。

 误区9：菠菜是碱性食品可以吃

　　有人认为菠菜是碱性食品，防治痛风可以多吃，其实这是一种错误观点。菠菜虽然是碱性食品，可是含有大量的草酸，容易在体内生成草酸钙，是最容易引起痛风复发的食物之一。因此，痛风患者要少吃菠菜。

第二章

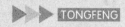

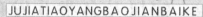

食疗食养，控制饮食是痛风患者的法宝

　　中国人有句老话叫做"病从口入"，这对于痛风来说是最恰当不过了。痛风，就是吃出来的"富贵病"。痛风其实就是高尿酸血症，主要是由于嘌呤代谢出现障碍致使尿酸累积所导致。而日常饮食是患者外源性嘌呤和尿酸的主要来源，因此，管好自己的嘴，仔细挑选所进食的食物是缓解痛风疼痛，遏制痛风严重的重要手段。因此，无论是主食，还是蔬菜、水果，痛风患者都应小心挑选。这些小细节，痛风患者不容忽视！

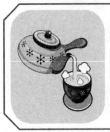

第一节
痛风及各类并发症患者的饮食调养原则

痛风患者要管住自己的嘴，合理选择食物，调整饮食结构。尿酸高的患者，一定要控制饮食与肉类的摄入量，经常食用抗风雌性红萝卜等碱性食品，使尿酸恢复到正常水平。如果说控制不了吃肉、喝饮料、喝啤酒，那也有办法，就是在这之后吃点雌性红萝卜，帮助嘌呤代谢，调节体内酸碱平衡，保持健康体态。

痛风饮食治疗三目标

人体外源性嘌呤的增加主要是来源于饮食。所以，痛风病患者饮食治疗的目标主要是三个方面：

❶减少外源性嘌呤成分的摄入，以减少尿酸的产生，从而有效控制急性痛风性关节炎，尽快终止急性发作症状。

❷通过调节和控制减少饮酒或不饮酒。

❸通过调节和控制饮食结构，减少高热量、高脂肪的摄入，促进尿酸排出，逐步降低体内脂肪，使体重达到正常范围。

痛风急性期的饮食原则

❶ 严格限制嘌呤的摄入，选择低嘌呤食物，禁食高嘌呤食物。急性发病期时，应尽量选择低嘌呤食物（如食物选择表所列之第一组食物），不选择高嘌呤食物（食物选择表所列之第三组食物），如内脏类、鱼肉类、胚芽以及浓肉汤、鸡汤、肉浸膏、沙丁鱼、鱼子、干豆类等均属高嘌呤食物。植物性食物中，全谷、干豆、菜花、菠菜等也含一定量嘌呤，也要限制。或采用去嘌呤措施，对含嘌呤高的食品，食用时先加水煮炖，弃汤食之或反复煮炖弃汤食之。

❷ 维持基本热量，均衡摄取碳水化合物、蛋白质和脂肪。在限制总热量前提下，三大营养素应合理分配。这一时期，应以碳水化合物为主要食物来源，碳水化合物应占总热量的70%左右。蛋白质以每日每千克体重1克蛋白质为宜，病情重时可限制在0.8克以内。蛋白质最好完全由蛋类、牛奶或乳制品供给，牛奶、鸡蛋因无细胞核，嘌呤含量低，应作为蛋白质的主要补充食物，应占总热量的10%左右。动物脂肪和植物油脂均含嘌呤较少，可适量摄入，但应控制在总热量的20%左右，每天应控制在50克左右。

❸ 以碱性食物为主。尤其是碱性水果、蔬菜、坚果等。绝大部分水果和蔬菜都含嘌呤较少，碱性水果较多，可以多吃。多食蔬菜水果，还可以供给丰富的B族维生素、维生素C及矿物质，大量的B族维生素和维生素C能促进组织内淤积的尿酸盐溶解。

❹ 保证摄入充足的水分。每日饮水量可在3000毫升以上，以促进尿酸盐排出。且以白开水为主，亦可适量饮用矿泉水、苏打水、淡茶水、可乐、汽水等。补充水分以均匀为好，切忌平时少饮，渴

时暴饮。合并严重心功能不全者、严重肾功能不全者应注意不要过量饮水。

❺ 严禁饮酒，尤其是啤酒。禁食刺激性食品，如辛辣类调料、香料等。

❻ 限盐，每日摄入盐量以5～6克为宜。

痛风间歇期及慢性期的饮食原则

❶ 禁用高嘌呤食物，多食低嘌呤食物，适当选用中嘌呤食物。对慢性痛风或缓解期的痛风患者，应给予平衡饮食，可以适当放宽嘌呤的摄入量，自由选食含嘌呤少的食物。嘌呤的每日摄入量应在75毫克以内。非急性发病期仍不应选择嘌呤含量高的食物，应酌量选择并尽量减少食用干豆类，平时多食用所含嘌呤较低的食物。

❷ 限制热量，避免吃的过饱，以维持理想体重。这一时期仍以碳水化合物为主，多吃碱性食物，多吃水果蔬菜。应该控制体重，每日总热量应比正常人减少10%～15%，不可过多吃零食，也不可每餐吃得过多、过饱。

❸ 多补充水分，尽可能戒酒。要坚持多喝水，增加尿酸排出，避免尿酸升高。避免刺激性食物，以减少痛风的诱发因素。

❹ 选食优质蛋白，注意营养均衡。以牛奶、鸡蛋为主要蛋白质补充来源，适当

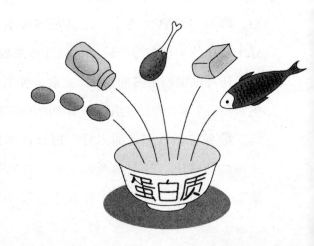

补充豆类及豆制品、肉类，如鸡肉、牛肉、羊肉、猪肉等，但要注意烹饪方法。应避免动物内脏类高嘌呤食物。在限制总热量的同时，病人的体重会有所变化，但切忌减得太猛，因突然减少热量的摄入，会导致血液中酮体增多，酮体和尿酸竞相排出，使尿酸排出减少，易引起痛风的急性发作。

❺低盐，每日摄入量应在5～6克。

 ## 痛风并发高血压患者的饮食调养原则

❶限制钠盐摄入，增加钾的摄入。每2.5克食盐相当于1克钠，中国人每天食盐量约15克，对高血压患者来说，明显偏高。流行病学统计资料表明，每天吃15克食盐者，高血压发病率约为10%。每天吃盐17克者，则高血压发病率提高2倍。故高血患者应适当增加钾的摄入量，以利于钠和水的排出。食谱中钾和钠的比例为1.5：1较为合适。香蕉、橘子汁、花生等均为含钾丰富的食物。

❷注意镁的补充。镁对神经系统有抑制作用，还具有镇静、解痉、降低血压的作用。另外，服用利尿剂的患者，尿中镁的排泄量增加，故应注意补充。含镁丰富的食物有苋菜、龙眼等。

❸补锌限镉。镉能升高血压，锌有抗镉的作用。在日常膳食中提高锌/镉比值，有利于高血压患者。食物中粗粮、坚果类中的锌/镉比值较高，可常食用。

❹注意限制热量。多选用低脂肪、低胆固醇的食物，控制总热量的摄入，使体重达到并维持在正常范围内，对高血压的防治十分重要。要多选用不饱和脂肪酸，每日摄入胆固醇应少于300毫克。

❺适当限制蛋白质的摄入量。蛋白质的摄入量限制在每日每千克

体重1克以内。

❻禁烟禁酒。吸烟患者应戒烟，如可以采用戒烟口香糖、戒烟电子烟、戒烟贴等方式。痛风患者应严格戒酒，戒酒最好到正规的戒酒医院，不可偏信偏方戒酒，要采用科学的戒酒方法，才能彻底戒酒，恢复健康人生。

❼多吃新鲜蔬菜和水果。多吃有降压作用的蔬菜和水果，如大蒜、芹菜、马兰头、茼蒿、胡萝卜、玉米、葫芦、西瓜等。多吃含纤维素多的食物，以保持大便通畅。

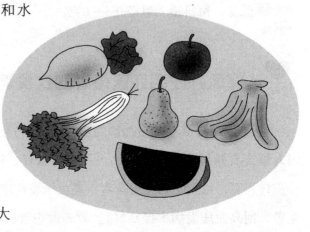

痛风并发高脂血症患者的饮食调养原则

❶控制脂肪的摄入。人体中的脂类大部分从食物中来，所以高脂血症的人饮食应有节制，主食之中应粗细搭配，粗粮太多对痛风不利，而细粮过多则对高脂血症不利。副食品以豆及豆制品、各种新鲜蔬菜、水果为主。

❷控制胆固醇的摄入。应少食蛋黄、肉类（特别是肥肉）、动物内脏、鸡皮、鸭皮、虾皮、鱼子、脑等含胆固醇量高的食物。对糖、甜食亦应适当控制，少食精制食品、奶油、巧克力等，饮牛奶宜去奶油，并应限制总食量。

❸烹调食物用素油。少吃油煎食物，少吃花生，因其中含油甚多，但可以食用核桃肉、瓜子仁、果仁等，蛋类原则上每日不超过1只。

❹多食降脂食物。海带、紫菜、木耳、金针菇、香菇、大蒜、洋葱等食物有利于降低血脂和防治动脉粥样硬化，可以常吃。

 ## 痛风并发冠心病患者的饮食调养原则

❶控制总热量。维持热能平衡，防止肥胖，使体重达到并维持在理想范围内。肥胖者合并冠心病较正常体重者多，因此，控制体重是防治冠心病的重要环节之一。

❷控制脂肪与胆固醇的摄入。随着人们生活水平的提高，含饱和脂肪酸多的食物，如肉、蛋、奶制品等摄入量增加，饱和脂肪酸和胆固醇摄入过量是导致高血脂的主要膳食因素，高血脂又是冠心病的主要诱因之一，所以应控制脂肪摄入，使脂肪摄入总量占总热量的20%～25%以下，其中动物脂肪以不超过1/3为宜，胆固醇摄入量应控制在每日300毫克以下。

❸采用复合碳水化合物。碳水化合物来源应以米、面、杂粮等食物为主，尽量少吃纯糖食物及其制品。控制单糖和多糖的摄入量，使脂肪热量占总热量的比例相应减少，以便增加复合碳水化合物提供的热量。

❹多吃蔬菜、水果。蔬菜、水果是维生素、钙、钾、纤维素和果胶的主要来源。膳食纤维和果胶能降低人体对胆固醇的吸收。

❺其他。避免吃得过多、过饱，不吃过分油腻和过咸的食物，每日食盐摄入量应控制在3～5克。

痛风并发单纯性肥胖症患者饮食调养原则

❶控制总热量的摄入。膳食供能必须低于机体耗能，因此并发肥胖者应采取低热量膳食，每日以减少热量4～5千焦为宜，使每周减少体重0.5～1千克。但每人每天的膳食供应能量至少应为5～7.6千焦，这是最低安全水平。肥胖者减肥不宜过快，要循序渐进，不可操之过急，否则会适得其反。

❷限制碳水化合物的摄入。碳水化合物是主要的供能物质之一。我国居民膳食中的碳水化合物主要来自粮食，减热量主要是减少主食。碳水化合物的供热量以占膳食总热量40%～55%为宜。热量过高达不到减体重的目的，热量过低不能维持机体器官的能量代谢，易发生酮血症，进一步影响机体代谢。

❸保证蛋白质的摄入。限制能量会影响机体的蛋白质代谢，但过多地摄入蛋白质也会引起肥胖，故肥胖者膳食中蛋白质的摄入量应占总能量的20%～30%，如每日供给总热量4200千焦，应供给蛋白质50～70克。

❹严格控制脂肪的摄入量。肥胖者脂肪所供应的能量应控制在总热量的25%～30%。膳食中胆固醇的供给量，每人每天应低于300毫克。

❺补充维生素。膳食中应注意补充B族维生素和维生素C。

❻提倡戒酒。因酒不利于脂肪代谢和糖代谢，又易诱发痛风急性发作，故提倡戒酒。

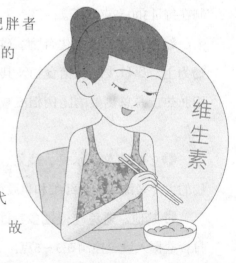

维生素

痛风并发糖尿病患者饮食调养原则

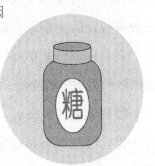

　　痛风的致病因素是尿酸，糖尿病的致病因素是血糖，痛风合并糖尿病的患者在饮食上既要限制食物的嘌呤含量，又要限制糖的摄入。因此，痛风合并糖尿病患者的饮食应因人而异。可根据患者的性别、身高、标准体重、劳动强度等制定合理的饮食方案。

　　❶总热量的摄入因人而异。具体热量供给可参照以下要求进行：

> 肥胖者：每日每千克体重给予热量应控制在105千焦以下。
>
> 严重消瘦者：每日每千克体重给予热量在125千焦以上。
>
> 休息者：每日每千克体重给予热量为105～156千焦。
>
> 体力劳动者：每日每千克体重给予热量为146～167千焦。

　　❷限制嘌呤摄入量。根据血尿酸浓度，选择中等嘌呤含量食物或低嘌呤含量食物，禁用高嘌呤含量食物。

　　❸主食要统筹兼顾。糖尿病饮食要求以粗粮为主，痛风患者的饮食则要求以吃细粮为主，因细粮嘌呤含量较粗粮为低。在主食选择上要统筹兼顾，做好粗粮与细粮的搭配，并适当限制主食。

　　❹控制碳水化合物的摄入。多数学者认为这是糖尿病患者饮食治疗的关键。每日可进食200～350克，所供热量应占饮食总热量的50%～60%。不同体质情况应有所区别：休息者和轻体力劳动者每日进

食量为200～300克，体力劳动者为300～400克。

❺ 保证蛋白质的摄入。蛋白质的摄入量，成人每日每千克体重为1克；营养不良或伴有消耗性疾病者，每日蛋白质摄入量可适量增加。一般来说，因为糖尿病病人体内代谢紊乱，蛋白质分解过速，丢失过多，容易出现负氮平衡，所以膳食中应补充适量奶、蛋、豆制品等不含嘌呤的优质蛋白食物。

❻ 限制脂肪的摄入。脂肪摄取量占总热量的20%～30%，总量不超过50克。因痛风合并糖尿病均易并发动脉硬化、冠心病，故在饮食中应尽量减少动物脂肪的摄取量，以植物性脂肪为主。较瘦患者由于碳水化合物的摄入量限制后，热量来源不足，可相应提高脂肪摄入量，但原则上不能超过碳水化合物摄入量，否则饮食本身就可导致酮体的产生，从而加重和诱发酸中毒。肥胖患者脂肪应严格限制，每日不宜超过40克。

❼ 注意补充维生素。特别要注意维生素B_1的补充。因主食减少后，维生素B_1摄入不足，容易引起各种神经系统疾患，常见的有手足麻木和多发性神经炎等。可多食些水果蔬菜。

痛风并发肾病患者饮食调养原则

❶ 控制嘌呤的摄入。以低嘌呤食物为主，适量食用中嘌呤食物，尽量避免高嘌呤食物。如动物内脏、海鲜等应少食。

❷ 控制蛋白质的摄入量。因为摄食过多的蛋白质可使内生性尿酸增加。每日每千克体重摄入蛋白质在1克以内。

❸ 注重碱性食品的摄入。新鲜蔬菜、水果等富含维生素的食物，有助于降低血清和尿液的酸度，增加尿酸在尿中的溶解度。同时蔬

菜、水果富含维生素C，能促进体内尿酸盐溶解。

❹ 多饮水。保证每日饮水在2000～3000毫升，这样有助于增加尿量，有利于尿酸的排出。为防止夜间尿液浓缩，可在睡前适当饮水，将有助于尿酸小结石的排出和预防感染。饮料应以白开水为主，避免浓茶、咖啡、可可等，因其有兴奋自主神经系统的作用，可能诱发痛风发作。

❺ 避免饮酒。因乙醇可引起糖原异生障碍，导致体内乳酸和酮体积聚，乳酸和酮体的e-羟丁酸能竞争性抑制尿酸排泄，使血/尿尿酸比值增加，诱发痛风发作。

❻ 注意食品烹调方法。将肉类食品先煮，弃汤后再进行烹饪，可以减少食品中嘌呤含量；此外，辣椒、咖喱、花椒、芥末、生姜等调料均能兴奋自主神经，诱发痛风急性发作，应尽量避免食用。

 ## 防治痛风多食富含维生素C的食物

痛风是男性常见的一种关节炎症。据报道，加拿大研究人员最新发现，吸取足够维生素C的男性，出现痛风症状的几率会降低。研究结果发现，维生素C似乎可降低血液中的尿酸水平，能有效预防痛风。

有证据表明，维持健康的维生素C日需求量在100毫克左右，每天2克维生素C对成人无毒，每天摄取8克以上，可能对身体有害。

服用维生素C来预防痛风是个有效选择。就防治痛风而言，每天摄入量最好能达到1500～2000毫克，不超过2000毫克。既往的痛风饮食治疗只注重选择低嘌呤食物，若能强调补充维生素C食物，更有助于防治。

富含维生素C的野菜有：野苋菜、草头、鱼腥草、白薯叶、香椿。

蔬菜有：红辣椒、青辣椒、菜花、芥蓝、白萝卜、荠菜、豌豆苗、苦瓜、藕、绿苋菜、红苋菜。水果有：刺梨、酸枣、鲜枣、猕猴桃、木瓜、山楂、柑橘、金橘。其中猕猴桃号称维C之王，其次是大枣、木瓜。

维生素C是水溶性的，所以清洗食物时要迅速，同时避免用水长时间浸泡。还要注意，食品切分后放久了会被氧化，切完后最好赶紧吃掉。而且加热烹调时，所含维生素C的50%以上都会损失，建议不要长时间煮和炖。

痛风患者不宜吃蜂蜜

痛风是以血液中尿酸浓度异常升高（又称高尿酸血症）为主要病理基础的一种慢性疾病。蜂蜜中含有较多（约占49%）的果糖，而果糖可以使尿酸生成增加。另外，水果中含果糖也较多，痛风或高尿酸血症的患者每天吃200～400克水果，其所含果糖一般不至于达到"大量"的水平。

在天然食物中，只有蜂蜜中含有大量的果糖，几乎达到1/2。因此，痛风及高尿酸血症者不宜食用蜂蜜。

除蜂蜜外，一些加工食品（如糖果、饼干、零食、甜点、速溶咖啡、饮料等）中也含有较多果糖，痛风者同样不宜吃。

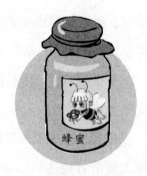

预防痛风饮食注意事项

现代人在外就餐机会多，饮食更要注意：

❶要避免高汤类，其次是油炸食物，这类食物也会抑制尿酸的排出。豆类在素食者饮食中占很大比例，也因此引起许多疑虑。

❷豆类中只有黄豆芽属高嘌呤食物，其他如豆腐、香干等豆制品都可摄取，影响并不大，比较担心的反而是油炸食物及含高嘌呤的干香菇。从营养观点上，应鼓励吃鸡蛋与牛奶，它们含嘌呤很低，故每天1杯牛奶、1个蛋是最好不过的。每到年节，慢性患者很容易把持不住，触犯饮食大忌，过年食用海鲜类、火锅是痛风发作的主因。

❸适量摄入蛋白质。蛋白质可按理想体重0.8～1.0克/千克进食，以牛奶、鸡蛋为主，肉禽煮汤后有50%的嘌呤溶于汤内，所以患者可以吃少量煮过的肉类，但不要吃嘌呤含量较高的鸡汤、肉汤。

❹适当限制脂肪。脂肪可减少尿酸排出，并发高脂血症者要把脂肪摄入控制在总热量的20%～25%以内。

❺大量饮水。每日饮水2000～3000毫升，促进尿酸排除。尽量均匀饮水。

❻限盐。保持低盐饮食，每日2～5克。

❼禁酒。酒精使体内乳酸堆积，可抑制血中尿酸的排出。啤酒含大量嘌呤，极易诱发痛风，有人统计饮1瓶啤酒会使血中尿酸增高1倍。因此，痛风患者应禁酒。

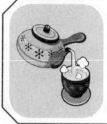

第二节

走出痛风的饮食误区

痛风饮食是痛风患者最关心的话题，合理的饮食有利于患者的康复，不合理的饮食则会使痛风患者的病情雪上加霜！因此，痛风患者在日常饮食中一定要避免进入以下饮食误区。

 ## 误区1：素菜不会引发痛风

一般说来，绿色蔬菜等素菜中所含的嘌呤较低，进食之后，对体内尿酸的合成影响小，从这个层面上来讲，素菜不会激发痛风是非常正确的。然而，身体的营养是均衡的，长期缺乏蛋白质会导致体内各组织功能下降，进而减缓尿酸的代谢，造成尿酸体内沉积过多，引发痛风症状。

另外，某些素菜中的嘌呤

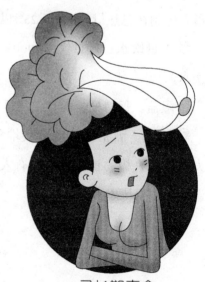

忌长期素食

含量也并不比肉类所含嘌呤低，如豆制品、菠菜、花生、蘑菇、芦笋等，一次性进食过多，同样会引发痛风。更如豆苗、黄豆芽、绿豆芽、菜花、紫菜、香菇等的嘌呤含量与海鲜、鸡汤、肉汤、鸭汤、动物肝肾等相仿，并且高于虾、蟹、鸡肉、猪肉、牛羊肉、豆类和豆制品等，须值得注意。另外，素菜尽量以凉拌、蒸煮为主，少用油炸、爆炒的方法。否则，素菜同样对痛风不利。

 ## 误区2：痛风患者喝啤酒或白酒无妨

这是极其错误的想法。饮酒是痛风发作的最重要诱因之一。这是由于酒精的主要成分乙醇，可使体内乳酸增加，而乳酸可抑制肾小管对尿酸的排泄；乙醇还能促进嘌呤分解而直接使血尿酸升高；同时，酒类本身可提供嘌呤原料，尤其是啤酒内就含有大量嘌呤成分。因此，大量饮酒可致痛风发作，长期慢性饮酒可发生高尿酸血症。痛风患者最好戒酒，一时戒不掉也要注意避免大量饮酒，更忌酗酒。

 ## 误区3：只要不吃肉，痛风就不会发作

由于大多数肉类食物中都含有大量嘌呤，而且很多痛风患者都是在进食了大量肉类后引发疾病发作的，因此造成了痛风患者"只要不吃肉类，痛风就不会复发"的错觉。实际上，这种想法是错误的。尽管肉类确实富含高嘌呤，但这并不代表着它与痛风的发作有直接的关系。对痛风患者来说，唯一能引起痛风病发的原因就是体内尿酸的骤然增多，而肉类食物中虽然含有大量的嘌呤，一次性进食过多，确实可以产生大量尿酸，导致痛风复发，但这并不代表着不摄入肉类，就

会避免痛风复发。因为痛风发作的诱因是多方面的，比如劳累过度也能使痛风发作。

　　研究发现，在日常生活中，如果饮食中长期不含有肉类，身体各组织器官会因缺少蛋白质以及肉类中所独有的某些元素，而导致功能下降，嘌呤代谢的能力也会随着下降，最终导致痛风的复发。所以，痛风患者的饮食应合理搭配，不可失之偏颇。

误区4：痛风患者可以大量喝牛奶和矿泉水

　　牛奶是人们最熟悉的食品。牛奶中含有丰富的蛋白质，可提供人们必需的氨基酸。此外，尚含有其他多种营养成分，但它们所含的嘌呤量却较低，远远低于各类肉类、鱼类，所以牛奶是痛风患者最适宜的营养补充剂。矿泉水、雪碧、可乐等，几乎不含嘌呤成分，因此痛风患者可适当选用。但对于痛风患者来说，并不是多多益善。因为牛奶富含蛋白质，过量饮用就会造成摄入蛋白质过多，反而会抑制尿酸排出。痛风患者每日蛋白质摄入量应控制在60克左右。水虽无毒性，但在某些情况下也不可多饮。例如严重心功能不全、严重肾功能不全有显著水肿时，不宜豪饮。所以任何东西都以适量为原则。

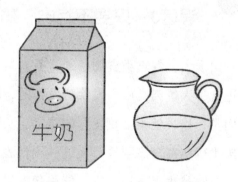

误区5：痛风患者禁用咖啡、茶和可可

一般认为，痛风应禁用咖啡、茶和可可，因为它们含有可可碱、茶叶碱和咖啡因，可诱发痛风。但经动物实验证明，可可碱、茶叶碱和咖啡因在人体代谢中生成甲基尿酸盐，并非是引起痛风的尿酸盐，而甲基尿酸盐并不沉积在痛风石中。因此认为禁用咖啡、茶叶和可可缺少一定的科学根据，所以对咖啡、可可、茶叶不严格限制，可以选用，但要适量，而且不宜饮浓茶。

香茶

咖啡

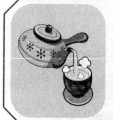

第三节

培养良好的饮食习惯

良好的饮食习惯，是保证健康的重要措施。对于痛风患者来说，培养良好的饮食习惯尤其重要。痛风患者饮食宜多饮水、少喝汤，多吃碱性食物、少吃酸性食物，定量摄入蛋白质，少吃含有脂肪多的食物等。

饮食宜"三多三少"

❶ 多饮水，少喝汤。血尿酸偏高者和痛风患者要多喝白开水，少喝肉汤、鱼汤、鸡汤、火锅汤等。白开水的渗透压最有利于溶解体内各种有害物质。多饮白开水可以稀释尿酸，加速排泄，使尿酸水平下降。汤中含有大量嘌呤成分，饮后不但不能稀释尿酸，反而导致尿酸增高。

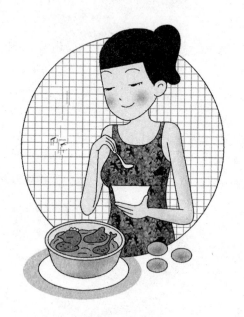

❷多吃碱性食物，少吃酸性食物。痛风患者本身有嘌呤代谢紊乱，尿酸异常，如果过多吃面包、大米、肉类等酸性食品，会加重病情，不利于康复。而多吃水果、蔬菜、杏仁等碱性食物，能帮助补充钾、钠、氯离子，维持酸碱平衡。

❸多吃蔬菜，少喝酒。多吃蔬菜，有利于减少嘌呤摄入量，增加维生素C，增加纤维素。少吃饭少喝酒（最好忌酒）有利于控制热量摄入，限制体重，减肥降脂。

 ## 米面为主不可忘

大米、玉米、面粉是含嘌呤较少的食物，同时又富含碳水化合物，可促进尿酸排出。因此，在痛风患者的饮食结构中，要以米面为主食。多食米面既可减少体内尿酸的形成，又可促进尿酸的排出，是防治痛风最好的主食。

 ## 蛋白质摄入要定量

在痛风患者的饮食中，要根据个体情况合理摄入蛋白质。在种类的选择上要以鸡蛋、牛奶为主，因为鸡蛋和牛奶含嘌呤较少又富含蛋白质，可提供人们必需的氨基酸。此外，尚含有其他多种营养成分，是很好的蛋白质补充来源。对各种肉类和鱼类要谨慎食用，虽然富含蛋白质，但同时也富含嘌呤。蛋白质可按理想体重的0.8~1.0克/千克补充进食，占总热量的12%~14%，每日蛋白质供应量可达60克左右。对于消瘦、体力劳动者、年迈者适当放宽。

少吃脂肪要记牢

　　高脂肪类食物是痛风饮食中要避免的。因脂肪可减少尿酸排出，为了促进尿酸的正常排泄，主张用中等量或较低量的脂肪。在饮食中可以植物油为主，如豆油、花生油、玉米油等。

　　植物油中嘌呤含量比动物油少，并且植物油含有较多的不饱和脂肪酸，它们具有加速胆固醇分解和排泄的作用。脂肪每日摄入量按每千克体重0.6～1克给予为宜，要控制在总热量的20%～25%以内。

大量饮水排尿酸

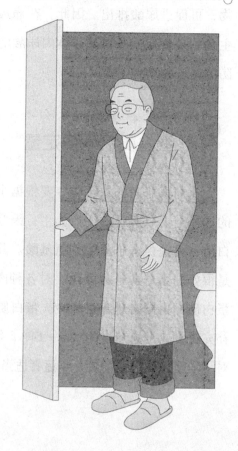

　　预防痛风的要点之一就是多饮水，大人、小孩儿都应如此，患痛风的人就更应该如此。多饮水可以保持每日充足的尿量以促进尿酸排泄，使尿酸水平下降，还可防止形成结石。合理的饮水还可以降低血液黏稠度，对预防痛风有一定的好处。

　　每日水分的补充，应以白开水为主。白开水不含嘌呤成分，可以大量饮用，白开水的渗透压最有利于溶解体内各种有害物质。其他如矿泉水、苏打水、可乐、汽水、淡茶水等也可适量饮用。补充水分以均匀为好，每小时一杯，每日在2000～3000毫升为宜。切忌平时少饮，渴时暴饮，这样不能达到促进尿酸排泄的作用。饮水的最佳时间是两餐之间、晚饭后45分钟至睡前一段时间及清晨起床至饭前30分钟。

要注意的是：水虽无毒性，但对于合并严重心功能不全者、严重肾功能不全有显著水肿者不宜豪饮。

盐要少吃最关键

食盐味咸性寒，具有泻火凉血、滋肾固齿、通便解毒的功效，是人体必需的食品，但对于痛风患者来讲，每天盐的摄入量应该限制在2～5克以内。

因为钠盐有促进尿酸沉积的作用，钠盐中的钠离子可使人体血容量增加，引起水肿及血压升高，导致心、肾负荷加重。对合并高血压病、心脏病、肾损害者更应限制盐的摄入。疾病严重者应该严格忌盐。

禁酒养成好习惯

酒精会使肾脏排泄尿酸的能力降低，既可抑制肾小管对尿酸的排泄，还能促进嘌呤分解而直接使血尿酸升高，啤酒还含有大量的嘌呤，一瓶啤酒可使血尿酸升高一倍。高血压患者患痛风可能性会增加10倍。这是痛风的保健中要注意的。要下决心戒酒，一时戒不掉也要注意避免大量饮酒，更忌酗酒。

调味刺激要避免

少用强烈刺激的调味品或香料。如浓茶、咖啡、辛辣刺激性食物等。这些均能兴奋自主神经，诱使痛风急性发作。烹调时应尽量少用油，多用蒸、煮、卤、凉拌的烹调方式。

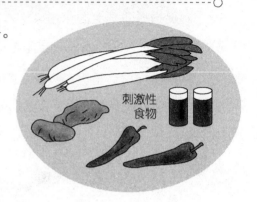

刺激性
食物

嘌呤摄入控制严

从食物中吃来的嘌呤类化合物，很少被机体利用。基本上都在酶的作用下生成了尿酸。尤其是肾脏排泄尿酸已存在障碍的患者，食物中摄入的嘌呤会直接影响血液中尿酸的水平，诱发痛风的急性发作。所以，无论是控制还是预防痛风，都必须限制高嘌呤食物。正常人嘌呤摄入量可多达600～1000毫克/日。痛风患者在关节炎发作时每日不宜超过100～150毫克。经治疗血尿酸能长期保持在正常水平后，摄入量可适当增加。

抑制排酸不可沾

痛风患者在积极服药治疗的同时，还必须注意有些药最好不用或慎用。因为，有些药物影响尿酸的排泄，服后使体内尿酸浓度升高，可诱发急性痛风性关节炎发作或加重痛风性关节炎的症状。这些药物有青霉素、四环素、利尿药、含有利尿药的复方降压药、维生素B_1、维生素B_2、阿司匹林、烟酸、华法林、利福平、异烟肼等药。另外维生素C和维生素D也应慎用，因其可促进泌尿系结石形成，加速痛风患者肾脏的损伤。不宜使用抑制尿酸排出的药物。

控制热能摄入量

　　肥胖既是痛风发病的危险因素，又是痛风发展的促进因素。肥胖者的血尿酸水平通常高于正常人，若痛风伴有肥胖还可影响药物效果，降低药物敏感性。从中医学的角度讲，胖人常多湿、多痰，这就为痛风的产生提供了病理基础。而在一般情况下，痛风患者多为体型较胖者，减少总热量的摄入可以逐步减轻体重，避免超重肥胖。因此，有必要在日常饮食中限制总热量的摄入，控制肥胖。不过，减轻体重应循序渐进，若减得过快，会因突然减少热量的摄入而导致酮血症。酮体和尿酸竞相排出，也会使尿酸排量减少，从而促进痛风的急性发作。

少食蔗糖或甜菜糖

　　应尽量少食蔗糖或甜菜糖，因为它们分解代谢后一半成为果糖，而果糖能增加尿酸生成，蜂蜜含果糖亦较高，不宜食用。

烹饪方法有讲究

　　痛风患者的饮食应注意烹饪方法。合理的烹饪方法能够去除或减少食物中的嘌呤成分，使痛风患者所吃的食物既能增加营养又丰富多样，避免单调乏味。

❶鱼肉类烹饪方法：嘌呤为水溶性物质，在高温下更易溶于水。所以，痛风患者在食用鱼肉类食物时可先在水里煮一下，或用沸水氽过后再烹饪，这样就能减少此类食物中的嘌呤含量，同时也减少了热量。

❷蔬菜类的烹饪方法：痛风患者在进食肉类时，常要弃汤后食用，但是鸡汤或骨头汤在溶出嘌呤的同时，也溶出肉类的精华，一并弃之有点可惜。如果将蔬菜加入汤中炖，将是很好的选择，既能吸取汤中的精华，又使蔬菜味美甘甜。

❸微波炉或不粘锅的使用：痛风患者在饮食方面必须控制每日所需的热量，均衡各种营养成分的摄取。使用微波炉或不粘锅可大大减少食油的用量，既避免了因油而造成的热量过多，又减少了维生素的丢失。所以，对痛风患者而言，微波炉或不粘锅是合理烹饪不可缺少的厨具。

❹烤箱的使用：烤箱既能除去多余的油，以降低热量，又能烤出香喷喷的美食。此外，烤鱼或肉时在盘底铺上铝箔纸，可吸去溶出的嘌呤和油，从而降低食物中的嘌呤含量和热量。

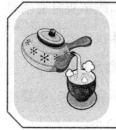

第四节

瓜果大餐

瓜果类食物多数不含嘌呤成分，并且多为碱性，对降低尿酸和促进尿酸排出有很大帮助，是痛风患者的美食佳餐。水果类食物食用简单，不仅成本很低，而且食用方法也多种多样。可以洗净生食，可以单独或混合榨汁，亦可以制成汤羹类食用。下面介绍一些市面上常见的瓜果品种。

苹 果

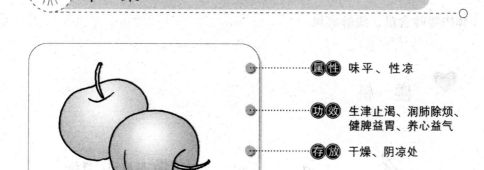

属性 味平、性凉

功效 生津止渴、润肺除烦、健脾益胃、养心益气

存放 干燥、阴凉处

挑选 以个大匀称、色泽鲜嫩、肉质硬脆、果味纯正为上品

苹果性凉，味甘，能生津、润肺、除烦、解暑。凡食物在体内代谢后的产物是碱性的，就称为碱性食物，苹果是碱性水果，含较多的钾盐，又含水分，基本不含嘌呤，这些都有利于人体内的尿酸排泄。

所以，凡痛风患者，无论急性期或慢性期病人，皆宜食用。

苹果虽然对治疗痛风有帮助，但也不能多吃，一般每天吃1～2个苹果，就足以达到上述效果了。苹果的营养很丰富，吃苹果时要细嚼慢咽，这样不仅有利于消化，更重要的是对减少人体疾病大有好处。特别要注意饭后不要马上吃水果，以免影响正常的进食及消化。

此外，苹果富含糖类和钾盐，肾炎及糖尿病者不宜多食。不要空腹吃苹果，苹果所含的果酸和胃酸混合后会增加胃的负担。

❋ 牛奶苹果汁

【原料】牛奶250毫升，苹果1个。

【做法】将苹果洗净，去皮、去核，切碎，放入榨汁机中，打碎，倒入小碗中，加入牛奶，调匀即可。

【功效】苹果可生津止渴，有降低血脂、血压，预防癌症，抗氧化的作用，搭配牛奶可以镇静安神，强化骨骼，维持酸碱平衡，降低体内嘌呤含量，缓解痛风。

♥ 樱 桃

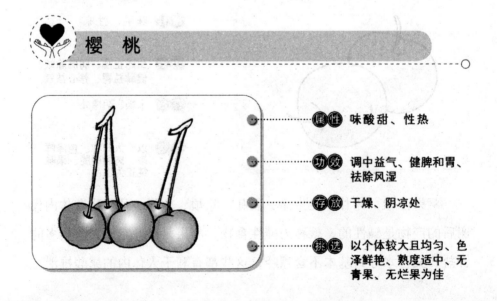

属性　味酸甜、性热

功效　调中益气、健脾和胃、祛除风湿

存放　干燥、阴凉处

挑选　以个体较大且均匀、色泽鲜艳、熟度适中、无青果、无烂果为佳樱桃营养丰富，味道甘美，味甜汁多，酸甜适中，满口生津。它既含有碳水化合物蛋白质，又含有钙、磷、铁和多种维生素。

中医古著《名医别录》中有记载："吃樱桃，令人好颜色，美志。"樱桃含有丰富的蛋白质，维生素A、维生素B、维生素C，还有钾、钙、磷、铁等矿物质以及多种生物素，低热量，高纤维。樱桃的含铁量居水果之首，比苹果高20～30倍，维生素A的含量比葡萄高4～5倍，维生素C的含量更是丰富，的确是既养颜又养生、好吃又好看的水果。

最新的科学研究还发现，樱桃除了含有丰富的维生素，还含有花色素、花青素、红色素等多种生物素，这些生物素有很重要的医药价值。首先它们是很有效的抗氧化剂，比维生素E抗衰老的作用更强；其次它们可以促进血液循环，有助尿酸的排泄，能缓解因痛风、关节炎所引起的不适，其止痛消炎的效果，被认为比阿司匹林还要好。因此有医生建议，痛风、关节炎患者每天应吃20颗樱桃。

为了能更好地保存樱桃，在痛风患者的家中，不妨将新鲜樱桃泡制成好喝的樱桃酒，每天饮用一小杯，不但可以缓解病情，对身体的调养也是大有好处的。但需注意的是，樱桃酒虽对缓解关节痛有良效，但绝不能代替必要的药物治疗。另外，高血压者应慎饮酒。

❀ 樱桃酒

【原料】新鲜樱桃200克，白酒2000毫升。

【做法】将樱桃洗净，去蒂，放入酒坛中，注入2000毫升的白酒，密封后泡制49天，即可开封饮用。每日早晚各饮20毫升；疼痛不太剧烈时，可以在晚间饮25毫升。酒将饮完时，可适量添加酒再泡。樱桃酒放在避光、阴凉地方贮存，一般可存放8个月至1年不会变质。

【功效】促进血液循环，补充人体所需维生素，有助于排除体内尿酸，维持酸碱平衡，缓解痛风引起的疼痛。

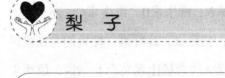

梨子

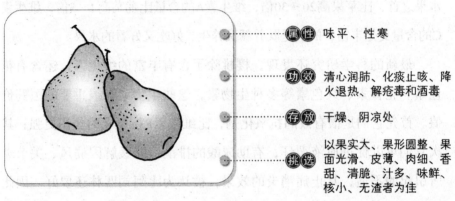

属性	味平、性寒
功效	清心润肺、化痰止咳、降火退热、解疮毒和酒毒
存放	干燥、阴凉处
挑选	以果实大、果形圆整、果面光滑、皮薄、肉细、香甜、清脆、汁多、味鲜、核小、无渣者为佳

梨子性凉，味甘，有生津、清热、化痰的作用。梨子不仅是多汁多水分的水果，而且基本不含嘌呤，同时又属一种碱性食物。急性和慢性痛风患者均宜。梨能促进食欲，帮助消化，并有利尿通便和解热作用，可用于高热时补充水分和营养。煮熟的梨有助于肾脏排泄尿酸和预防痛风、风湿病和关节炎。需要注意的是，血虚、畏寒、腹泻、手脚发凉的患者不可多吃梨，并且最好煮熟再吃，以防湿寒症状加重。

❋雪梨蛋奶羹

【原料】鸭梨1个，鸡蛋1个，鲜奶1/2杯，冰糖适量。

【做法】将鸭梨去皮去核，切成小薄片；再将牛奶倒入锅中，放入梨片和冰糖，用小火煮至冰糖溶化、梨片变软，晾凉备用；鸡蛋打散，加入到熬好的牛奶中，盛入盘中，去掉表面浮沫，用保鲜膜覆盖入蒸锅大火蒸15分钟左右，取出去掉保鲜膜即可。

【功效】清热降火，生津止渴，预防痛风、风湿病、关节炎。

葡 萄

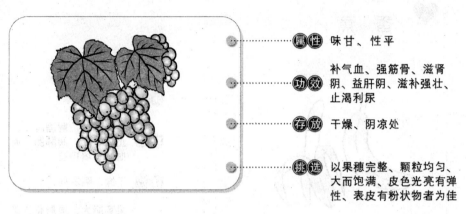

属性 味甘、性平

功效 补气血、强筋骨、滋肾阴、益肝阴、滋补强壮、止渴利尿

存放 干燥、阴凉处

挑选 以果穗完整、颗粒均匀、大而饱满、皮色光亮有弹性、表皮有粉状物者为佳

葡萄性平，有补气血、强筋骨、利小便的作用。早在《名医别录》中就记载："逐水，利小便。"《百草镜》还说：葡萄"治筋骨湿痛，利水甚捷"。《滇南本草》又称它"大补气血，舒筋活络"。葡萄是一种碱性水果，含嘌呤极少，又有较多的果汁水分，葡萄能养血固肾，强壮体质。这些都有利于痛风之人血尿酸的排除。

葡萄虽好，但糖尿病患者、便秘者、脾胃虚寒者应少食。此外，葡萄忌与海鲜、鱼、萝卜、四环素等同食，服用人参者忌食，吃后不能立刻喝水，易引发腹泻。

✽ 鲜葡萄汁

【原料】新鲜葡萄100克，白糖适量。

【做法】将葡萄洗净去梗，用清洁纱布包扎后挤汁；取汁，加白糖调匀即成。一日分3次服完。

【功效】此汁具有和中健胃，养血固肾，增进食欲的功效。常饮有助于排除痛风患者体内的多余尿酸，维持酸碱平衡，缓解痛风引起的关节疼痛。

香　蕉

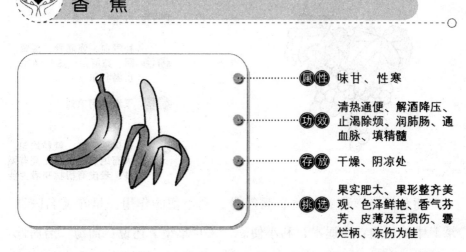

属性　味甘、性寒

功效　清热通便、解酒降压、止渴除烦、润肺肠、通血脉、填精髓

存放　干燥、阴凉处

挑选　果实肥大、果形整齐美观、色泽鲜艳、香气芬芳、皮薄及无损伤、霉烂柄、冻伤为佳

香蕉性寒，味甘，有清热止渴、凉血解毒、润肠通便之奇异功效。香蕉几乎含有所有的维生素和矿物质，是高钾食物，钾可减少尿酸沉淀，有助将尿酸排出体外。香蕉含热量较少，因此，是痛风患者的美味佳果，也是减肥降体重的最佳食品。

虽然香蕉含钾高，但香蕉性质偏寒，胃痛腹凉、脾胃虚寒的人应少吃。而患有急慢性肾炎、肾功能不全者，都不适合多吃，建议这些患者如果每天吃香蕉的话，以半根为限。此外，香蕉糖分高，净重约100克左右的卡路里约87千卡，患糖尿病者吸取的分量不能多。痛风患者每天食用1～2根香蕉最为适宜。如果单独吃香蕉感到腻，也可与燕麦搭配，制成美味的香蕉燕麦粥。

✿ 香蕉燕麦粥

【原料】香蕉1根，燕麦片50克，牛奶250毫升，葡萄干少许。

【做法】香蕉去皮，切片；燕麦放入奶锅中，加入牛奶，煮开，继续熬煮2分钟至燕麦片稍软，放入香蕉片、葡萄干拌匀，熬煮片刻后，即可关火。适温后，便可食用。

【功效】润肠通便、凉血解毒，有助于减少尿酸沉淀，维持体内酸碱平衡，燕麦内含的粗纤维还有助于排除体内有害物质，预防痛风。

柿 子

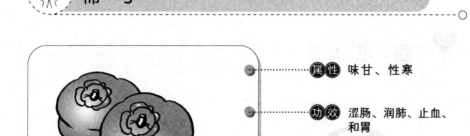

属性 味甘、性寒

功效 涩肠、润肺、止血、和胃

存放 干燥、阴凉处

挑选 以外皮有弹力与光泽、果蒂鲜嫩者为佳品

柿子味甘，性寒，能消热去烦、止渴生津、润肺化痰、治疗热咳。无论柿肉、柿蒂、柿叶、柿饼，甚至柿饼上那层白色的柿霜，都各有疗效。根据现代营养学分析，柿子所含的维生素和糖分较一般水果高一两倍。柿叶在日本更大受推崇，以此制成的柿叶茶，含有大量人体必需的维生素C。据说能降血压、保护心血管、治失眠。大量的维生素C有利于尿酸的排出。

如果没有新鲜柿子，也可以通过吃柿饼来代替。

❋ 柿饼汁

【原料】柿饼8个，生姜50克，桂皮20克，水、白糖各适量。

【做法】将柿饼去蒂和籽，放入清水中浸泡3小时，泡软，切碎；生姜去皮，切成薄片，放入沙锅中，加入4杯水，文火煮沸后，放入桂皮，继续熬煮约15分钟，捞出生姜和桂皮，放入白糖，糖化后，趁热的汤温和的时候，把泡好的柿饼放在汤中，熬煮片刻，即可关火，适温后，食用。

【功效】柿饼能有效补充人体养分及细胞内液，起到润肺生津的作用，常饮柿饼汤还有助于尿酸的排除，缓解痛风。

西 瓜

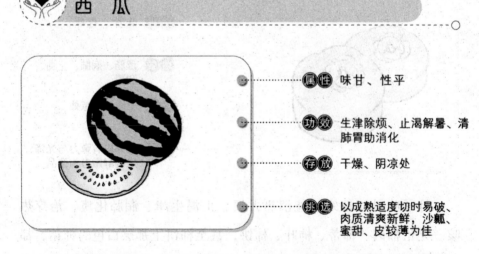

属性 味甘、性平

功效 生津除烦、止渴解暑、清肺胃助消化

存放 干燥、阴凉处

挑选 以成熟适度切时易破、肉质清爽新鲜，沙瓤、蜜甜、皮较薄为佳

西瓜味甘，性凉，无毒，果肉含苹果酸、磷酸、果糖、葡萄糖、氨基酸、胡萝卜素、维生素C等。具有清暑、解渴、利尿等功效。对肾炎、肝炎、胆囊炎、高血压均适用。基本不含嘌呤，适合痛风患者食用。

西瓜富含维生素和碳水化合物，能降低血压、利小便，有利于体内尿酸的排泄，缓解痛风病情。一般痛风患者每日可食用西瓜150克，患有高血压、急慢性肾炎、胆囊炎患者也可常食西瓜，但糖尿病、脾胃虚寒，常有腹泻、便溏的患者不宜食用西瓜。

西瓜可单独食用，也可搭配其他食材一起食用，西瓜蒜泥汁就非常适合痛风患者食用。

❋ 西瓜蒜泥汁

【原料】西瓜150克，大蒜2～3瓣，香油、精盐、味精各少许。

【做法】将西瓜果皮分离，果皮切成细丝，果肉切块；大蒜捣烂成泥；将切好的西瓜皮丝和西瓜瓤放入碗中，加入蒜泥、精盐、香油、味精拌匀，即可食用。

【功效】降压利水，有助于排除体内尿酸，缓解痛风病情。

橘 子

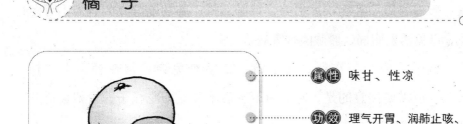

药 性 味甘、性凉

功 效 理气开胃、润肺止咳、健脾止泻、止渴利尿

存 放 干燥、阴凉处

挑 选 以色泽金黄、果实近似球形、香味浓烈、果肉甜美、新鲜无烂者为佳

橘子味甘，酸，性温，无毒。橘皮含柠檬酸和柠檬烯等，果肉含葡萄糖、枸杞酸和维生素C。橘皮为顺气、止咳、健胃、化痰药，橘络

通络利气，橘核消肿止痛等。橘子基本不含嘌呤，是痛风患者适用的水果之一。

橘子是低热量、低脂肪的水果，特别适合患有痛风的肥胖人士食用。其所含有的叶酸具有降低血浆同型半胱氨酸的作用，可预防心血管疾病。而富含的维生素C、钾、类胡萝卜素和黄酮类化合物，有抗脂质氧化作用，对预防痛风、动脉粥样硬化都具有疗效。

痛风患者每日可食用2～3个橘子，不但有利于痛风，而且对高血压、风湿、关节痛等疾病都有预防作用。

但需要注意的是，饭前或空腹时不宜食用橘子，有胃肠病的人不宜多食，并且最好在饭后食用，儿童也不宜多食。

如果每日吃橘子吃腻了，也可根据自己喜好搭配其他水果，制成混合果汁食用，也可起到相应的疗效。

橘子与牛奶不宜同食。这是因为，牛奶中的蛋白质易与橘子中的果酸和维生素C发生反应，凝固成块，不仅影响消化吸收，还会引起腹胀、腹痛、腹泻等症状。另外，胃肠、肾、肺功能虚寒的老人不可多吃，以免诱发腹痛、腰膝酸软等病状。

橘子、萝卜都在秋、冬上市，二者难免会经常在餐桌上"相会"。但需要注意的是，吃完白萝卜后不要立即吃橘子，否则会诱发或导致甲状腺肿。

❋ 番茄橘柚汁

【原料】番茄1个，柚子3片，橘子2个，牛奶50毫升。

【做法】将番茄、柚子、橘子去皮，切成小块，一起放入果蔬榨汁机内榨汁，然后将榨好的汁加入牛奶，调匀即可饮用。

【功效】番茄、橘子、柚子中都富含丰富的维生素C和钾，可促进体内尿酸的排泄，缓解痛风病症。

大　枣

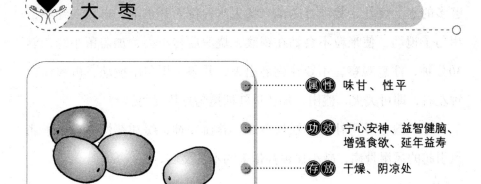

属性 味甘、性平

功效 宁心安神、益智健脑、增强食欲、延年益寿

存放 干燥、阴凉处

挑选 果肉肥厚、清脆香甜、皮红肉青、没有皱纹、无病虫害者为佳

枣是一种滋补性很强的食品，它含丰富的蛋白质、糖分等。最出人意料的是，其维生素C含量之丰，比柠檬高10倍。鲜枣如此，干枣的营养也不弱，因为有一种特别成分，可减少维生素C的损耗，大枣和胃宽中之效最明显，基本不含嘌呤，适合痛风患者食用。

大枣中富含的维生素C可以促进组织中的尿酸溶解，有利于尿酸的排出。红枣中还含有芦丁，芦丁可以软化血管，从而使血压降低，对高血压病有防治功效。因此，红枣对痛风合并高血压的患者有益处。

建议痛风患者每日食用3～10枚大枣，新鲜的、干品皆可，但需注意患有糖尿病、脾湿、易腹胀的患者不宜食用，当然红枣也不能与海鲜同食。

如果感觉单独吃大枣单调，还可将红枣与其他食材搭配，制成美味的汤水或粥食用。

❋ 红枣粥

【原料】红枣（去核）8~10枚，糯米100克，红糖适量。

【做法】将糯米和红枣淘洗干净，用水浸泡30分钟；锅中放入足够多的水，烧开，将泡好的糯米滤去水，倒入开水中，再放入红枣，用勺子搅动，使米粒不会黏在锅底，烧滚后转小火，加盖留小缝，熬30分钟，注意观察，不要让粥溢出来，开盖，用勺子搅动，再熬10分钟左右，即可关火，盛出，加适量红糖搅匀趁热食用。

【功效】养胃补虚，祛风散寒，养血安神，缓和药性，有助于痛风引起的风湿骨痛，减小痛风药带来的不良反应。

柠 檬

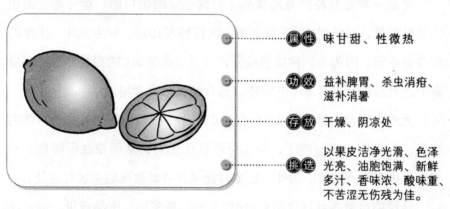

属性 味甘甜、性微热

功效 益补脾胃、杀虫消疳、滋补消暑

存放 干燥、阴凉处

挑选 以果皮洁净光滑、色泽光亮、油胞饱满、新鲜多汁、香味浓、酸味重、不苦涩无伤残为佳。

柠檬色泽橙黄，气味芬芳，是一种营养极高的水果。柠檬中含有丰富的柠檬酸，被誉为"柠檬酸仓库"。柠檬中最主要的营养成分除了糖类以外，还有钙、磷、铁及维生素B_1、维生素B_2、维生素C和烟酸等。柠檬水中含有大量柠檬酸盐，能够抑制钙盐结晶，从而阻止肾结石形成，甚至可以使部分慢性肾结石患者的结石减少变小。美国泌尿学会年会上公布的研究成果也表明，常喝含柠檬汁的饮料可提高尿中的柠檬酸酯水平，该化学物质能预防尿中的矿物质在肾内形成结晶体即肾结石。痛风患者常喝柠檬水可预防痛风石的形成。

✿ 柠檬茶

【原料】柠檬片2片，胖大海5粒。

【做法】将柠檬片、胖大海一同放入大水杯中，冲入沸水2000毫升，代茶频频饮。

【功效】清热利尿、益气利喉，可促进尿酸的排泄，碱化尿液。

但饮用时，需注意胃溃疡和胃酸过多的患者不宜食用，饮用柠檬水可在三餐中饮用，避免空腹饮用。

石 榴

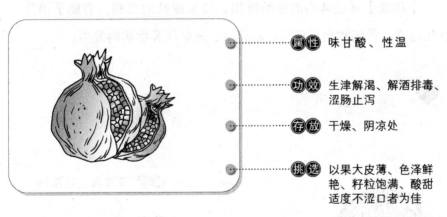

属性 味甘酸、性温

功效 生津解渴、解酒排毒、涩肠止泻

存放 干燥、阴凉处

挑选 以果大皮薄、色泽鲜艳、籽粒饱满、酸甜适度不涩口者为佳

石榴性温，味甘、酸涩，入肺、肾、大肠经；石榴的营养特别丰富，含有多种人体所需的营养成分，果实中含有维生素C及B族维生素，有机酸、糖类、蛋白质、脂肪以及钙、磷、钾等矿物质可以促进肾脏排出尿酸，减少尿盐的沉积。据分析，石榴果实中含碳水化合物17%，水分79%，糖13%～17%，其中维生素C的含量比苹果高1～2

倍，而脂肪、蛋白质的含量较少，果实以鲜吃为主。石榴汁含有多种氨基酸和微量元素，有助消化、抗胃溃疡、软化血管、降血脂和血糖，降低胆固醇等多种功能。可防治冠心病、高血压，可达到健胃提神、增强食欲、益寿延年之功效。

但需要注意的是，多食石榴易损坏牙齿，而且会助火生痰，因此，建议痛风患者每日食用1个（约40克）为宜。为了便于食用，也可将石榴果肉压榨出汁，制成石榴汁。

❀ 石榴汁

【原料】石榴1个，凉开水、蜂蜜各少许。

【做法】将石榴掰开，慢慢拨出石榴籽，然后放入家用榨汁机中，榨汁，用滤网过滤汁液，倒入杯中，加少许凉开水、蜂蜜调匀，即可饮用。每日1杯。

【功效】促进体内的尿酸排出，减少尿盐的沉积，有助于消化、软化血管，预防和治疗痛风、冠心病、高血压等疾病的发生。

椰 子

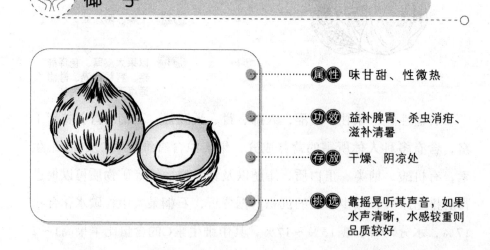

属性 味甘甜、性微热

功效 益补脾胃、杀虫消疳、滋补清暑

存放 干燥、阴凉处

挑选 靠摇晃听其声音，如果水声清晰，水感较重则品质较好

椰子味甘、性平，入胃、脾、大肠经，具有补虚强壮、益气祛风、消疳杀虫的功效，久食能令人面容润泽，益人气力及耐受饥饿，还能治疗小儿绦虫、姜片虫病。椰汁具有滋补、清暑解渴的功效。椰子肉及椰汁含有丰富的钾、镁等矿物质，可纠正脱水和电解质紊乱，并有利尿消肿的功效。适合于痛风尿酸高者食用。

痛风患者可每日饮用椰汁1杯（约150毫升），椰肉每日可食用30克。但需注意凡大便清泄者忌食椰肉，体内热盛的人也不宜常吃椰子。那么，椰子该如何吃才更有利于治疗痛风呢？你不妨按下列做法试试。

❋ 椰子糯米粥

【原料】椰子1个，糯米200克。

【做法】椰子剥皮,锯开顶端倒出椰汁，把椰肉切成1厘米见方的小块；将糯米洗净，放入沙锅中，拌入椰肉块和水，用小火煮成粥。分2次食完。

【功效】健脾开胃，增进食欲，对痛风病后，体弱、食欲缺乏有疗效。

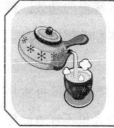

第五节

新鲜蔬菜

　　蔬菜与水果一样，多属碱性食物并较少含嘌呤，食用后可以增加体内碱储量，使体液pH值升高。关节液中pH值上升至6以上时，尿酸多呈游离状态，很少形成尿酸盐结晶。尿液pH值升高，可防止尿酸结晶形成和促使其溶解，增加尿酸的排出量，防止形成结石或使已形成的结石溶解。另外，不少蔬菜水果中含有少量的钾元素，钾可以促进肾脏排出尿酸，减少尿盐沉积。所以，新鲜蔬菜亦是痛风患者的好朋友。下面介绍一些适合痛风患者食用的蔬菜种类。

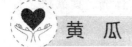

黄　瓜

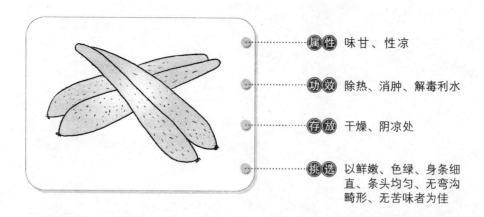

属性　味甘、性凉

功效　除热、消肿、解毒利水

存放　干燥、阴凉处

挑选　以鲜嫩、色绿、身条细直、条头均匀、无弯沟畸形、无苦味者为佳黄瓜属于一种碱性瓜菜食品，它含有丰富的维生素C、钾盐和大量的水分。中医认为黄瓜有除热、利水、解毒、生津止渴的作用。《本草求真》曾说："黄瓜气味甘寒，服此能利热利水。"这对痛风之人血尿酸偏高者，通过"利热利水"作用而排泄出多余的尿酸，颇有益处。可生吃黄瓜或做凉拌菜，亦可配其他蔬菜清炒或做成汤类食用。如黄瓜炒鸡蛋、黄瓜蒲公英粥。

❋ 黄瓜炒鸡蛋

【原料】鸡蛋2个，黄瓜2根，味精、盐、植物油、葱、蒜、姜各适量。

【做法】把鸡蛋打入碗内，加入精盐、味精调拌均匀；黄瓜洗净切成菱形片；炒勺放油加热至六成热，倒入调好的蛋液炒成蛋花倒出；锅内放少许油，烧热再放葱、姜、蒜末稍炒，投入瓜片翻炒几下加入精盐、味精煸炒至断生，再倒入蛋花颠翻拌匀出勺即成。

【功效】除热利水，解毒，生津止渴，有助于排除体内多余尿酸，缓解痛风病症。

❋ 黄瓜蒲公英粥

【原料】黄瓜、大米各50克，新鲜蒲公英30克。

【做法】先将黄瓜洗净切片，蒲公英洗净切碎，大米淘洗干净放入锅中，加适量清水，如常法煮粥，待粥熟时，加入黄瓜、蒲公英，再煮片刻，即可食用。

【功效】清热解暑，利尿消肿，可缓解痛风引起的关节肿痛、水肿等症状。

芹 菜

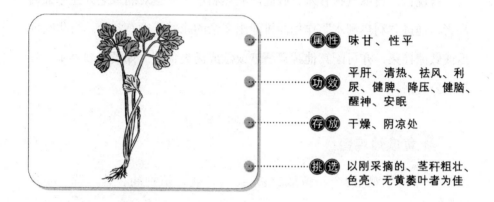

属性 味甘、性平

功效 平肝、清热、祛风、利尿、健脾、降压、健脑、醒神、安眠

存放 干燥、阴凉处

挑选 以刚采摘的、茎秆粗壮、色亮、无黄萎叶者为佳

　　芹菜有水芹与旱芹之分，水芹性凉，味甘辛，有清热、利水作用。芹菜中含有丰富的维生素和矿物质，基本上不含嘌呤；芹菜的叶、茎含有挥发性物质，别具芳香，能增强人的食欲。芹菜汁还有降血糖作用。经常吃些芹菜，可以中和尿酸及体内的酸性物质，对预防痛风有较好效果。芹菜还含有利尿的有效成分，消除体内钠潴留，利尿消肿。芹菜的吃法很多，可以同苹果一起榨汁饮用，可以炒菜烧汤等。如芹菜炒香干、芹菜炒肉丝、芹菜粥等，均可作为痛风患者的日常菜肴。

❋芹菜炒香干

【原料】芹菜300克，香干3块，盐、白糖各少许。

【做法】将芹菜的叶子摘去，将根部切掉清洗干净后切成寸长的段；香干先横劈切成两半的片，再改刀成丝；热锅入油，待油温时倒入香干炒出香味，倒入芹菜，翻炒几下之后，调入盐和糖，炒匀后大火10秒钟即可。

【功效】降压降脂，利水消肿，有助于排除体内多余尿酸，缓解痛风病情。

❋ 芹菜粥

【原料】芹菜40克，大米50克，葱白5克，盐、味精各少许。

【做法】芹菜洗净，去根，切成碎末，葱白切丝，大米淘洗干净；锅中倒入花生油烧热，放入葱末爆香，加适量清水，放入大米、少许盐，熬煮成粥，再加入芹菜稍煮片刻，调入味精即可。

【功效】清热利水，有助于排除体内多余尿酸，改善痛风引起的关节疼痛、水肿症状。

土　豆

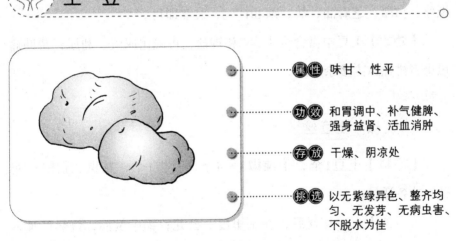

属性　味甘、性平

功效　和胃调中、补气健脾、强身益肾、活血消肿

存放　干燥、阴凉处

挑选　以无紫绿异色、整齐均匀、无发芽、无病虫害、不脱水为佳

土豆是一种粮、菜兼用型的蔬菜，学名马铃薯，与稻、麦、玉米、高粱一起被称为全球五大农作物。中医认为，土豆"性平，味甘，无毒，能健脾和胃，益气调中，缓急止痛，通利大便。对脾胃虚弱、消化不良、肠胃不和、脘腹作痛、大便不畅的患者效果显著"。

吃土豆不必担心脂肪过剩，因为它只含0.1%的脂肪，是所有充饥食物中脂肪含量最低的。土豆是一种碱性食品，基本上不含嘌呤，同时还含有大量的维生素C和丰富的钾盐，可起到碱化尿液和利尿作用。所以，很适合痛风患者经常食用。食用方法上，既可当主食，又可做菜。如奶香土豆泥、凉拌土豆丝、青椒炒土豆、番茄土豆丝等都是适合痛风患者的菜肴。

❋ 凉拌土豆丝

【原料】土豆1个，红椒1个，白醋、芝麻油、盐、辣椒油各适量。

【做法】土豆去皮，刨成细丝，红椒洗净去子，切切细丝；烧开一锅水，把土豆丝放下去，焯熟即捞出，过凉水，沥去多余水分；加红椒丝、白醋、芝麻油、盐、辣油拌匀，装盘即可。

【功效】土豆中富含维生素C和钾盐，可碱化尿液、利尿，帮助痛风患者排除体内多余尿酸。

❋ 青椒炒土豆丝

【原料】土豆1个，干辣椒3~4个，青椒1个，花椒、白醋、鸡精、盐各适量。

【做法】土豆切丝后，在水里浸一会儿；锅中倒油，烧热后加入花椒用小火煸出香味后，将花椒捞出，在锅中放入干辣椒，小火煸出辣味后，加入切好的土豆丝少许翻炒。加入一点白醋，继续翻炒，最后放入青椒，加适量的盐，翻炒后加鸡精出锅。

【功效】增强食欲，可碱化尿液、利尿，帮助痛风患者排除体内多余尿酸。

胡萝卜

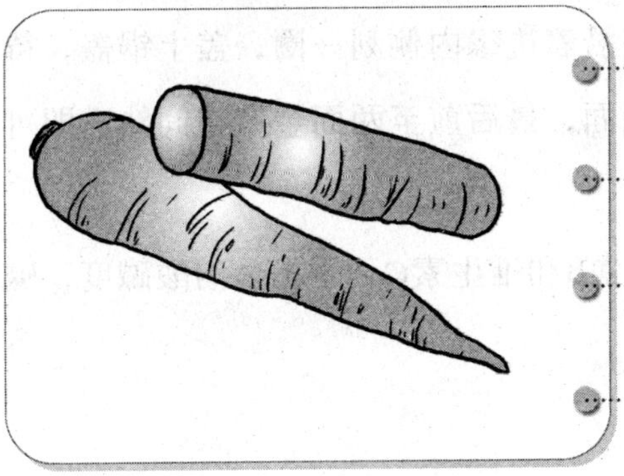

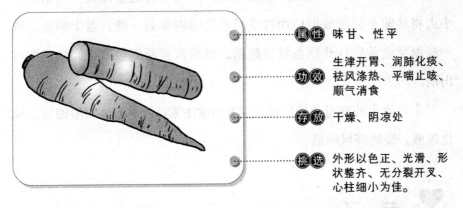

属性 味甘、性平

功效 生津开胃、润肺化痰、祛风涤热、平喘止咳、顺气消食

存放 干燥、阴凉处

挑选 外形以色正、光滑、形状整齐、无分裂开叉、心柱细小为佳。

胡萝卜味甘，性平；入肺、脾经。具有健脾消食、润肠通便、杀虫、行气化滞功效，主治食欲缺乏、腹胀、腹泻、咳喘痰多、视物不明。胡萝卜对人体具有多方面的保健功能，因此被誉为“小人参”。据测定，胡萝卜中所含的胡萝卜素比白萝卜及其他各种蔬菜高出30～40倍。胡萝卜素进入人体后，能在一系列酶的作用下，转化为丰富的维生素A，然后被身体吸收利用，这样就弥补了维生素A的不足。

胡萝卜适用于炒、烧、拌等烹调方法，也可做配料。烹调胡萝卜时，不要加醋，以免胡萝卜素损失。另外不要过量食用。大量摄入胡萝卜会令皮肤的色素产生变化，变成橙黄色。

为了避免这一点，胡萝卜不可一次食用太多，每日控制在30～50克为宜，痛风患者可将其制成美味的胡萝卜鸡蛋饼。

胡萝卜鸡蛋饼

【原料】胡萝卜200克，鸡蛋2个，面粉50克，葱花适量。

【做法】胡萝卜洗净擦成细丝；热锅放油，下入胡萝卜丝，大

火翻炒1分钟后舀出待用；鸡蛋打散成蛋液，下入面粉，用勺子将其充分地搅拌成糊状，下入炒好的胡萝卜丝与葱花，加入适量的盐，再次搅拌均匀；平底锅内放入适量的油，用勺子将适量面糊舀入锅中，小火将其煎至底部成型后用竹签沿着边缘内侧划一圈，盖上锅盖，待一面煎至金黄后打开锅盖将其翻面，最后煎至两面金黄中间熟透即可出锅。

【功效】补充身体所需维生素B和维生素C，平衡体内酸碱度，碱化尿液，缓解痛风病情。

茄 子

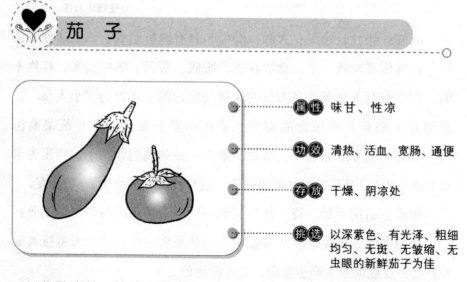

属性 味甘、性凉

功效 清热、活血、宽肠、通便

存放 干燥、阴凉处

挑选 以深紫色、有光泽、粗细均匀、无斑、无皱缩、无虫眼的新鲜茄子为佳

茄子味甘，性凉，入脾、胃、大肠经；具有清热止血、消肿止痛、活血消肿、祛风通络的作用。又名落苏、酷苏，营养丰富，尤其含大量维生素D，能保护血管。茄子的营养价值很高，其主要成分有葫芦巴碱、水苏碱、胆碱、蛋白质、钙、磷、铁及维生素A、维生素B、维生素C，尤其是糖分含量较番茄高1倍，而茄子纤维还含一定量的皂草甙，并且在紫茄子含有较丰富的维生素P。茄子品种很多，有长条形、圆形、倒卵圆形，皮有白、青、紫3种，以白、紫茄为好。特别是

茄子富含维生素P，其含量最多的部位是紫色表皮和果肉的结合处，故茄子以紫色品种为上品。它不仅是一种碱性食品，同时几乎不含有嘌呤物质，现代医学研究还发现它有一定的利尿功效，适宜痛风患者经常食用。食用方法亦很多，如凉拌茄子、蒜茸蒸茄子、红烧茄子等都是适合痛风患者食用的。

❀ 凉拌茄子

【原料】长茄子2根，红辣椒1根，葱1根，蒜泥、酱油、香油、醋各适量。

【做法】红辣椒洗净，去籽切丝；葱洗净切末；调味料拌匀待用；茄子洗净对半切开，入蒸锅蒸7～8分钟，取出放凉后，用手撕成条状；再将茄子、红辣椒丝、蒜泥、葱末与调味料一起拌匀至入味即可。

【功效】活血消肿、祛风通络、清热止痛，缓解痛风病症。

❀ 红烧茄子

【原料】长茄子2个，五花肉100克，辣椒1只，蒜5瓣，酱油、糖、白酒、盐、油各适量。

【做法】将茄子竖切成4条，再横切成段；五花肉切成丝；将辣椒切片、蒜拍碎；锅中放入油，烧热，将茄子放入锅中炸一下即刻捞起。锅内再放入两勺油，先爆辣椒和蒜，再放入肉丝炒至变色，然后放入炸好的茄子，加酱油、糖、酒、盐调味后，出锅盛盘。

【功效】活血消肿、祛风通络、清热止痛，缓解痛风病症。

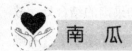

南 瓜

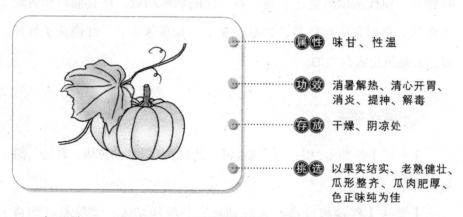

属性 味甘、性温

功效 消暑解热、清心开胃、消炎、提神、解毒

存放 干燥、阴凉处

挑选 以果实结实、老熟健壮、瓜形整齐、瓜肉肥厚、色正味纯为佳

　　南瓜性温，味甘，是一种碱性食物。《滇南本草》记载："南瓜横行经络，利小便。"南瓜含有维生素和果胶，果胶有很好的吸附性，能黏结和消除体内细菌的有害毒素和其物质。南瓜所含果胶能保护胃黏膜、帮助消化。南瓜的皮含有丰富的胡萝卜素和维生素，最好连皮一起食用，如果皮较硬，就用刀将硬的部分削去再食用。在烹调的时候，南瓜心含有相当于果肉5倍的胡萝卜素，要尽量全部加以利用。慢性痛风者可常食用南瓜。此外，南瓜是低热量饮食，这对肥胖的痛风患者更为适宜。如南瓜粥、南瓜饼、南瓜饭、南瓜汤、南瓜鸡丁等都是痛风患者的美食。

❋ 南瓜粥

【原料】大米100克，南瓜280克，鲜百合35克，冰糖适量。

【做法】大米淘洗干净，鲜百合洗净；将南瓜去皮去瓤切块，放在容器内加少许水在微波炉内高火煮10分钟，取出捣碎，然后把南瓜泥放入锅里，加少许水煮开，再放入大米、百合拌匀，一同熬煮成粥，最后加适量冰糖，待糖化后，即可食用。

【功效】补中益气，温中止泻，利小便，有助于排出尿酸，治疗慢性痛风病。

❋ 南瓜饼

【原料】南瓜 500 克，小麦面粉 300 克，面包屑 150 克，白糖 150 克，色拉油 120 克。

【做法】南瓜去皮，去心、籽后切成片状，放在笼内蒸熟；然后压干水分，加入白糖、面粉和匀，成圆饼形，粘上面包屑，放入油锅内炸制，待熟呈金黄色即可。

【功效】补中益气，温中止泻，利小便，有助于排出尿酸，治疗慢性痛风病。

冬 瓜

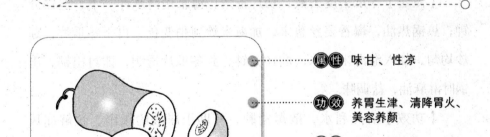

属性　味甘、性凉

功效　养胃生津、清降胃火、美容养颜

存放　干燥、阴凉处

挑选　以果形端正、肉质充实、无结疤、不软不烂、无裂口、无损伤的为佳

冬瓜是一种药食兼用的蔬菜，具有多种保健功效。中医认为，冬瓜味甘、淡，性凉，入肺、大肠、小肠、膀胱经；具有润肺生津、

化痰止渴、利尿消肿、清热祛暑、解毒排脓的功效；冬瓜汁及冬瓜提取物能增加动物排尿量，减轻由升汞引起的肾病病变程度，并具有显著减少血清肌酐含量的作用。冬瓜总氨酸（大剂量）、冬瓜葫芦素对升汞引起的肾损伤均有较明显的保护和阻断作用。冬瓜还能有效控制体内的糖类转化为脂肪，防止体内脂肪堆积，还能把多余的脂肪消耗掉，有良好的减肥效果。《本草再新》中还说它能"利湿去风"。不仅如此，冬瓜本身又含大量的水分和丰富的营养，特别是维生素C的含量特别丰富，这对尿酸偏高者有促进尿酸的排泄作用，故痛风之人可常食之。冬瓜以做菜烧汤为多。如红烧冬瓜、冬瓜薏仁瘦肉汤、开洋冬瓜等。

❀ 开洋冬瓜

【原料】冬瓜500克，海米30克，姜丝、葱末各适量，麻油、盐各少许。

【做法】冬瓜去皮去瓤，切片备用；海米用清水冲一下，泡15分钟；热锅热油，爆香姜丝葱末，加海米炒到稍变色，再下冬瓜片，翻炒均匀，加入泡海米的水，焖10分钟，到冬瓜片透明，即可出锅，出锅时淋麻油，盐调味。

【功效】清热利水，散湿消肿，有助于尿酸的排出，缓解痛风病症。

❀ 冬瓜薏仁瘦肉汤

【原料】冬瓜500克，薏仁100克，瘦猪肉200克，陈皮3片，生姜1片，葱10克，盐适量。

【做法】瘦猪肉洗净切片，飞水；冬瓜连皮切块，薏仁洗净；水煮滚，加入所有材料，大火煮10分钟，转文火煮2小时，加盐调味即可饮用。

【功效】清热利水，散湿消肿，有助于尿酸的排出，缓解痛风病症。

莴苣

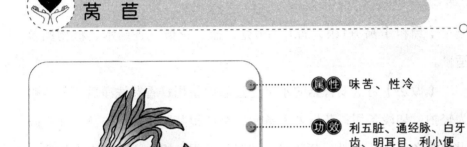

属性 味苦、性冷

功效 利五脏、通经脉、白牙齿、明耳目、利小便

存放 干燥、阴凉处

挑选 以茎长粗大、肉质细嫩、多汁新鲜、无抽薹和空心、无苦涩味者为佳

莴苣又名莴笋，味甘、苦，性凉，入肠、胃经。具有利五脏、通经脉、清胃热、清热利尿的功效。用于小便不利、尿血、乳汁不通等症。莴苣能刺激消化液的分泌，促进食欲。莴苣含钾量很高，有利于促进排尿，减少对心房的压力，对高血压和心脏病患者极为有益。莴苣含有少量的碘元素，它对人的基础代谢、心智和体格发育甚至情绪调节都有重大影响。莴苣具有镇静作用，经常食用有助于消除紧张，帮助睡眠。莴苣具有独特的营养价值，能改善消化系统和肝脏功能，有助于抵御风湿性关节炎和痛风。

莴苣的营养成分很多，包括蛋白质，脂肪，糖类，灰分，维生素A原、维生素B$_1$、维生素B$_2$、维生素C，微量元素钙、磷、铁、钾、镁、硅等和食物纤维，故可增进骨骼、毛发、皮肤的发育，有助于人的生长。近年的研究发现，莴苣中含有的一种芳香烃羟化脂，能够分解食物中的致癌物质亚硝胺，防止癌细胞的形成。食用方法亦很多：如凉拌莴苣丝、清炒莴苣、莴笋炒蛋等。

❋ 清炒莴苣

【原料】莴笋1根，香芹100克，盐、花椒、香菇水、植物油各适量。

【做法】将泡发香菇的水沉淀过滤后备用；香芹洗净后，刀背略为轻拍，切段备用；花椒若干备用；莴苣根茎削皮后，与莴苣叶一同浸泡洗净后，叶切段，莴苣根茎切薄片备用；锅内注油，中火加热，将花椒及香芹入锅，爆香油后捞起，转大火，将莴苣片入锅煸炒均匀，再放入莴苣叶，适量添加香菇水，起锅前加盐，翻炒均匀，装盘上桌。

【功效】清热利尿，疏风活络，有利于体内的水电解质平衡，促进排尿，缓解痛风、水肿、关节风湿痛等症。

❋ 莴苣炒鸡蛋

【原料】莴苣250克，鸡蛋2个，植物油、盐各适量。

【做法】将莴苣去皮，去叶洗净切成寸丝，鸡蛋打入碗内调成蛋汁。炒锅上火放入植物油烧热，倒入蛋液炒成松散蛋块，再放莴苣丝，精盐炒熟，离火加入少许味精翻炒均匀即可。

【功效】有利于体内的水电解质平衡，促进排尿，有助于痛风、水肿、高血压、冠心病等病的治疗。

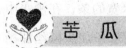

苦 瓜

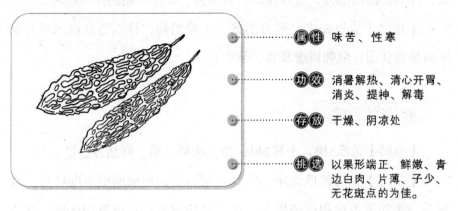

属性 味苦、性寒

功效 消暑解热、清心开胃、消炎、提神、解毒

存放 干燥、阴凉处

挑选 以果形端正、鲜嫩、青边白肉、片薄、子少、无花斑点的为佳。

苦瓜味苦，性寒。归脾、胃、心、肝经。苦瓜含有蛋白质、脂肪、碳水化合物、粗纤维、钙、磷、铁、胡萝卜素、B族维生素、烟酸、多种氨基酸、苦瓜甙、5-羟色胺等，苦瓜中的蛋白质能提高人体免疫功能，可用于痛风症状的辅助降尿酸治疗。

苦瓜略带苦味，药用价值较高。《随息居饮食谱》载："苦瓜青则苦寒，涤热，明目，清心。"据测定，苦瓜中铁及维生素含量特别高，而嘌呤含量却较低，非常适合痛风患者食用。苦瓜对于糖尿病口渴不止者有很好的解渴作用。实验证明，苦瓜中的苦瓜甙有明显降血糖的作用，其性质较胰岛素稳定，口服可奏效，适用于痛风伴发糖尿病的患者。食用方法有：凉拌苦瓜丝、清炒苦瓜、苦瓜炒蛋、苦瓜肉丝、豆豉苦瓜等。

❀ 凉拌苦瓜

【原料】苦瓜500克，辣椒1个（切丝），大蒜5瓣（捣成泥），熟植物油、酱油、豆瓣酱各1勺，精盐适量。

【做法】将苦瓜一剖两半，去瓤洗净后切1厘米宽的条，在沸水中烫一下放入凉开水中浸凉捞出，控净水分。再将苦瓜条加辣椒丝和精盐，拌匀，控出水分，放入酱油、豆瓣酱、蒜泥和熟油拌匀即可。

【功效】清热去火，解毒消暑，止渴消痈，特别适合痛风合并糖尿病患者食用。但脾胃虚寒者、孕妇忌食。

✿ 清炒苦瓜

【原料】苦瓜3根，小葱2根，盐、味精、糖、麻油各适量。

【做法】先将苦瓜洗净，纵向一剖为二，形成两根半圆柱形。将剖为一半的苦瓜反扣在砧板上，用刀斜切成薄片；小葱切成段，放入油锅内爆香，下入苦瓜，迅速翻炒，与此同时，加入盐、糖，约炒1分钟后，加入味精，翻炒半分钟熄火，淋上少量麻油，即可装盘。

【功效】清热去火，解毒消暑，止渴消痈，特别适合痛风合并糖尿病患者食用。但脾胃虚寒者、孕妇忌食。

山 药

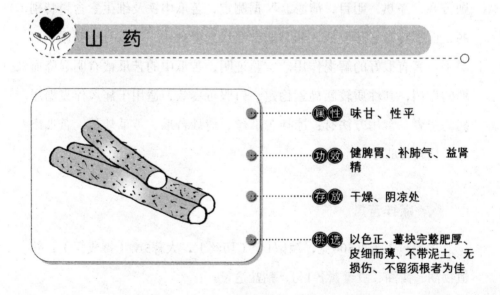

属性 味甘、性平

功效 健脾胃、补肺气、益肾精

存放 干燥、阴凉处

挑选 以色正、薯块完整肥厚、皮细而薄、不带泥土、无损伤、不留须根者为佳山药味甘，性平，入肺、脾、肾经。山药清热、解毒，有健脾益胃、助消化、固肾益精、益肺止咳、降低血糖等功效。《药性论》说它"补五劳七伤，镇心神，安魂魄，补心气不足，开达心孔，多记事"。山药含有淀粉酶、多酚氧化酶等物质，有利于脾胃消化吸收功能，是一味平补脾胃的药食两用之品。由于它的固肾和降血糖的功效，亦是痛风或伴发糖尿病患者的食疗佳品。

❋ 山药粥

【原料】新鲜山药200克，粳米100克，红糖少许。

【做法】山药切片，米淘净，两者一同煮粥，以熟烂为宜，食时加少量红糖。

【功效】健脾益胃，助消化，清热解毒，降血糖，固肾益精，适合痛风合并糖尿病患者常食。

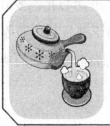

第六节

五谷杂粮

　　五谷杂粮中也有治疗痛风的佳品，如：吃红薯对人体体内的毒素排泄有促进作用，因此对痛风患者有益，从饮食角度讲红薯每100克含嘌呤小于50毫克，属于低嘌呤食物，适合痛风患者食用；玉米基本不含嘌呤，所以，痛风患者尽管食用。此外，赤小豆、薏苡仁、栗子也是痛风患者的理想食物。

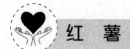 红　薯

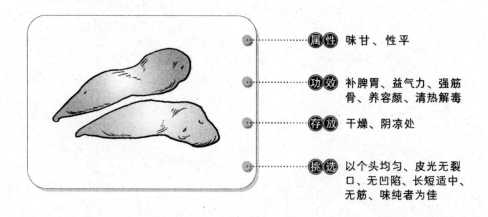

属性　味甘、性平

功效　补脾胃、益气力、强筋骨、养容颜、清热解毒

存放　干燥、阴凉处

挑选　以个头均匀、皮光无裂口、无凹陷、长短适中、无筋、味纯者为佳

　　红薯又称甘薯、番薯、山芋等。《中华本草》说其："味甘，性平。归脾、肾经。"红薯有"补虚乏，益气力，健脾胃，强肾阴"的功效，使人"长寿少疾"。还能补中、和血、暖胃、肥五脏、宽肠胃、通便秘。红薯中含有多种人体需要的营养物质。每500克红薯约可产热能635千卡，含蛋白质11.5克、糖14.5克、脂肪1克、磷100毫克、钙90毫克、铁2克、胡萝卜素0.5毫克，另含有维生素B_1、维生素B_2、维生素C与烟酸、钾、亚油酸等。其中维生素B_1、维生素B_2的含量分别比大米高6倍和3倍。特别是红薯含有丰富的赖氨酸，而这正是大米、面粉所缺乏的。它的热量只有同等重量大米所产生热量的1/3，而且几乎不含脂肪和胆固醇。根据科学研究，红薯不仅有抗癌、抗糖尿病和有益心脏作用，还是一种理想的减肥食品。吃红薯对人体体内的毒素排泄有促进作用，因此对痛风患者有益，从饮食角度讲红薯每100克含嘌呤小于50毫克，属于低嘌呤食物，非常适合痛风患者食用。红薯最常见的吃法有：红薯粥、烤红薯、红薯饼等，不论哪种吃法，都是金黄甜糯的美味。

❋ 红薯粥

　　【原料】新鲜红薯1个，粳米80克，白糖适量。

　　【做法】将红薯洗净，连皮切成小块；粳米淘洗干净，放入锅中，加水与红薯同煮成稀粥，待粥熟时，加入适量白糖调味，再煮片刻，即成。

　　【功效】维持人体体液水电解质平衡，维持正常血压和心脏功能，还可以碱化尿液，促进尿酸排泄，缓解痛风。

❋ 红薯饼

【原料】红薯 500 克，小麦面粉 300 克，面包屑 150 克，白糖 150 克，色拉油 120 克。

【做法】红薯去皮，切成片状，放在笼内蒸熟；然后压干水分，加入白糖、面粉和匀，成圆饼形，粘上面包糠，放入油锅内炸制，待熟呈金黄色即可。

【功效】维持人体体液水电解质平衡，维持正常血压和心脏功能，还可以碱化尿液，促进尿酸排泄，缓解痛风。

玉　米

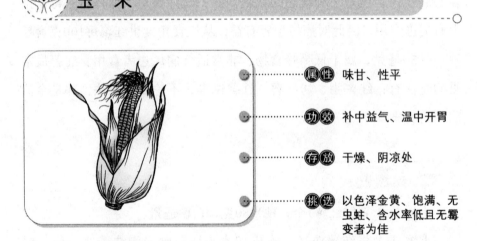

属性　味甘、性平

功效　补中益气、温中开胃

存放　干燥、阴凉处

挑选　以色泽金黄、饱满、无虫蛀、含水率低且无霉变者为佳

玉米是一种清香甘甜含有多种特殊营养素的食物。其所含脂肪中 50% 以上是亚油酸，还含有谷固醇、卵磷脂、维生素 E 及丰富的维生素 B_1、维生素 B_2、维生素 B_6 等，故玉米油能降低血清胆固醇，预防高血压和冠心病的发生。《本草推陈》中还说它"为健胃剂，煎服亦有利尿之功"。玉米中还含有多种人体必需的氨基酸，能促进人的大脑细胞

正常代谢，有利于排除脑组织中的氨。玉米的胚芽和花粉里含有大量维生素E，可增强人的体力和耐力，中老年人常吃玉米面和花粉食品可延缓衰老。玉米须还有利尿、降压、促进胆汁分泌、增加血中凝血酶和加速血液凝固等作用。煎水代茶，对肾炎、膀胱炎、胆囊炎、风湿痛、高血压和肥胖病均有一定疗效。玉米基本不含嘌呤，所以，痛风患者尽管食用。

✿ 玉米碴粥

【原料】玉米碴子、粳米各适量，色拉油少许。

【做法】玉米碴子洗净放入沸水中，添加几滴色拉油，大火煮开转小火煮至玉米碴子七成熟。再将粳米淘洗干净，放入锅中，继续熬煮，20～30分钟，米熟烂后，即成。

【功效】利尿消肿，健脾渗湿，适宜痛风之人作为主食长久服食。

✿ 玉米汤

【原料】鲜嫩玉米粒150克，牛奶250克，红糖适量。

【做法】将鲜嫩玉米粒洗净，捣烂，放入沙锅，加水适量，中火煨煮30分钟，用洁净的纱布过滤，将滤汁盛入锅中，兑入牛奶，加红糖，拌匀，用小火煨煮至沸即成。

【功效】利尿消肿，健脾渗湿，增强机体免疫力，帮助排除体内尿酸，消除水肿，缓解痛风病情。

赤小豆

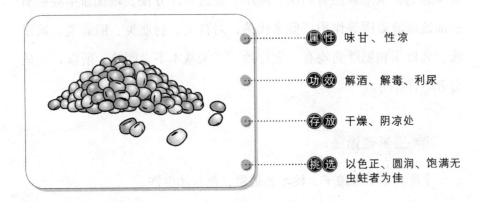

属性 味甘、性凉

功效 解酒、解毒、利尿

存放 干燥、阴凉处

挑选 以色正、圆润、饱满无虫蛀者为佳

　　赤小豆是一种利尿食品，而且所含嘌呤也极少。元代医家王好古就曾说过："赤小豆消水通气而健脾胃。"赤小豆含有较多的皂角甙，可刺激肠道。因此它有良好的利尿作用，能解酒、解毒，对心脏病和肾病、水肿均有益。它含有较多的膳食纤维，具有良好的润肠通便、降血压、降血脂、调节血糖、解毒抗癌、预防结石、健美减肥的作用。《本草纲目》亦云："赤小豆行津液，利小便，消胀除肿。"通利小便就可以促进痛风患者血尿酸的排泄，所以，无论急、慢性痛风患者，都可食用赤小豆。如熬粥、煨汤、煮水饮用，既增加饮水量，又加强利尿排泄作用，亦可做成各种含红豆沙的糕点面团等。

❈ 茯苓赤小豆薏仁粥

　　【原料】赤小豆50克，薏苡仁100克，白茯苓粉20克，白糖适量。

　　【做法】先将赤小豆浸泡半日，与薏苡仁共煮粥，赤小豆煮烂后，加茯苓粉再煮成粥，加白糖少许。

　　【功效】健脾祛湿，清热解毒，缓解痛风引起的水肿、风湿痛。

❋ 赤豆包

【原料】赤小豆500克，自发面粉400克，红糖适量。

【做法】赤小豆用冷水泡6～8小时，泡涨后入高压锅压15分钟煮熟，沥干水分，然后按照自己的口味放入适量红糖拌匀，即成赤小豆馅儿；将自发面粉加入温水，揉成面团，切成小块，擀成圆片，包上赤小豆馅儿，将面皮包拢后，揉成团，放在蒸锅中，大火蒸开，转中火蒸15分钟即可。

【功效】健脾祛湿，清热解毒，缓解痛风引起的水肿、风湿痛。

♥ 栗 子

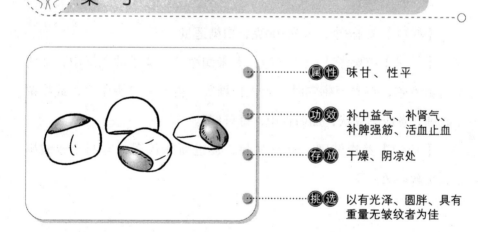

属性 味甘、性平

功效 补中益气、补肾气、补脾强筋、活血止血

存放 干燥、阴凉处

挑选 以有光泽、圆胖、具有重量无皱纹者为佳

栗子味甘性温，有养胃、健脾、补肾、壮腰、强筋、活血、止血和消肿等功效。主治反胃不食，泄泻痢疾，吐血，衄血，便血，筋伤骨折淤肿、疼痛，瘰疬肿毒等病症。栗子含有丰富的营养，每百克含糖及淀粉62～70克，蛋白质5.1～10.7克，脂肪2～7.4克，还含有维生素A、维生素B$_1$、维生素B$_2$、维生素C、维生素PP及无机盐，其中富含碳水化合物和钾，能促进身体的代谢，有利于尿酸的顺利排出，从而

缓解痛风。现代医学认为，栗子所含的不饱和脂肪酸和多种维生素，对高血压、冠心病和动脉硬化等疾病，有较好的预防和治疗作用。老年人如常食栗子，可达到抗衰老、延年益寿的目的。栗为肾之果，能益肾，痛风患者食之自然有固肾排酸之效。

建议痛风患者每日食用栗子5～10个（约50克）为宜，肾虚、气管炎咳喘的老年患者可多食，但脾胃虚寒、消化不良者应少食、慎食，避免引起胃胀、反酸等胃部不适。栗子除了可单独食用外，还可制成美味的粥、菜肴，如栗子粥，栗子烧牛肉等，这些都适合痛风患者调养身体。

❀ 栗子粥

【原料】栗子5个，大米100克，白糖适量。

【做法】将栗子去壳，洗净；大米淘净，与栗子放入锅中，加清水适量煮粥，待煮至粥熟时，调入白糖等，再煮一二沸服食，或将栗子研细，煮成粥糊状，加糖食用，每日1剂。

【功效】养胃健脾，补肾强腰，促进新陈代谢，有利于尿酸排出，缓解痛风。

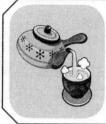

第七节

痛风及其并发症患者的饮食调理

痛风之所以可怕，不仅仅在于它给患者带来的疼痛，还在于它容易引发一系列足以致命的慢性并发症，如高血压、肥胖症、冠心病、糖尿病等。在痛风及其慢性并发症的双重折磨下，除了积极配合医生治疗外，还应通过制订合理的饮食方案进行调理。

 ## 痛风急性发作期的饮食方案

早餐：最好以牛奶+面包+素菜；**午、晚餐**：以米饭、素面条、素饺子为主食，鸡蛋为主菜。如合并胆固醇高者可剔除蛋黄食蛋白；一周吃1～2次肉或鱼，吃八分饱，可适当添加碱性水果、蔬菜来产生饱胀感。病情严重时，可采取周期性水果或蔬菜饮食法。比如每周1～2天停止膳食，只吃水果或蔬菜。

痛风急性发作期的一周建议食谱如下：

| 周一 | 早餐：牛奶+馒头、乳黄瓜。
午餐：米饭、素烧冬瓜、拌番茄、紫菜汤。
晚餐：肉丝香菇面条、洋葱炒蛋。 |

| 周二 | 早餐：薏仁粥、苏打饼干、凉拌萝卜丝。
午餐：馒头、葱香土豆丝、黄瓜木耳清汤。
晚餐：米饭、雪里蕻苦瓜、蒜苗炒鸡蛋、青菜汤。 |

| 周三 | 早餐：南瓜粥、花卷、凉拌黄瓜。
午餐：米饭、素炒卷心菜、凉拌芹菜、紫菜汤。
晚餐：馒头、米粥、青椒炒肉丝。 |

| 周四 | 早餐：菜汤面。
午餐：馒头、笋衣丝瓜、韭菜鸡蛋、紫菜蛋汤。
晚餐：米饭、水氽肉丝、海带丝。 |

| 周五 | 早餐：牛奶、素菜包、胡萝卜丝。
午餐：米饭、马铃薯炒肉丝、香菇油菜汤。
晚餐：肉丝香菜清汤面、醋熘白菜。 |

| 周六 | 早餐：五色米薏仁粥、苏打饼干、黄瓜丝。
午餐：米饭、洋葱炒蛋、青菜豆腐汤。
晚餐：馒头、水氽鸡肉丝、冬瓜汤。 |

周日	早餐：玉米糊、凉拌豆腐、马铃薯丝。 午餐：米饭、胡萝卜烧土豆、黄瓜木耳清汤。 晚餐：素包子、青椒炒肉丝、西红柿蛋汤。

周日（水果、蔬菜日）：苹果1000克、黄瓜500克、鸡蛋1~2个。分5~6次进食。

注意：每日多喝开水、苹果汁、红萝卜汁等，帮助消炎止痛。

痛风非急性发作期的一周建议食谱

一周食谱，可将每日食谱分成主食、主菜、蔬菜汤、水果。

早餐：牛奶、蛋类、粥类、瓜果加凉拌素菜；**午、晚餐**：可选择米饭、面食、蔬菜、肉蛋合理搭配并讲究烹饪方法。

周一	早餐：薏仁粥、馒头、凉拌黄瓜。 午餐：米饭、土豆烧肉片、冬瓜番茄汤。 晚餐：香菇蛋面、爆青椒。

周二	早餐：牛奶、面包、凉拌土豆丝。 午餐：米饭、苦瓜炒肉片、番茄鸡蛋汤。 晚餐：馒头、滑肉白菜、紫菜汤。

周三	**早餐**：萝卜火腿粥、花卷、凉拌萝卜丝。 **午餐**：蔬菜水饺、番茄炒蛋、黄瓜木耳清汤。 **晚餐**：馒头、白米粥、青椒炒肉丝。
周四	**早餐**：三果藕粉羹、鸡蛋、醋汁拌紫菜。 **午餐**：米饭、蒸青鱼、海带汤。 **晚餐**：虾仁香菜清汤面、榨菜肉丝。
周五	**早餐**：牛奶、苏打饼干、胡萝卜丝。 **午餐**：米饭、芹菜炒肉丝、香菇油菜汤。 **晚餐**：馒头、青椒炒肉丝、紫菜蛋汤。
周六	**早餐**：素包子、鸡蛋、黄瓜丝。 **午餐**：米饭、青椒炒蛋、油皮蘑菇汤。 **晚餐**：香菇青菜面条、水汆鸡肉丝。
周日	**早餐**：白菜咸肉粥、花生米、萝卜丝。 **午餐**：米饭、莴苣炒肉丝、山药老鸭汤。 **晚餐**：馒头、青椒炒肉丝、番茄蛋汤。

每日多喝开水，适量喝些玉米须茶、红萝卜汁帮助排尿酸。

痛风并发高脂血症患者一周调养食谱

周一	**早餐**：薏仁红枣羹、花卷、凉拌黄瓜。 **午餐**：米饭、番茄炒蛋、鸡丸冬瓜汤。 **晚餐**：面包、竹笋炒肉丝、青菜海带丝。
周二	**早餐**：鸡肉青菜粥、面包、凉拌芹菜丝。 **午餐**：米饭、青椒炒肉丝、豆腐百花汤。 **晚餐**：馒头、蒜薹炒蛋、素笋汤。
周三	**早餐**：牛奶、馒头、凉拌萝卜丝。 **午餐**：米饭、芹菜炒肉丝、萝卜枸杞乌鸡汤。 **晚餐**：榨菜肉丝面、素炒三丝。
周四	**早餐**：酸奶、馒头、凉拌黄瓜。 **午餐**：米饭、鱼香茄子、竹荪鸽蛋汤。 **晚餐**：花卷、炒荷兰豆、紫菜肉汤。
周五	**早餐**：马齿苋仁粥、鸡蛋、胡萝卜丝。 **午餐**：米饭、芹菜炒肉丝、冬瓜番茄汤。 **晚餐**：馒头、火腿丝瓜、紫菜蛋汤。
周六	**早餐**：牛奶、馒头、凉拌黄瓜丝。 **午餐**：米饭、胡萝卜炒肉丝、青菜豆腐汤。 **晚餐**：蔬菜水饺、番茄炒蛋。

| 周日 | 早餐：紫薯粥、素包子、醋汁拌紫菜。
午餐：米饭、水汆鸡肉丝、山药老鸭汤。
晚餐：香菇肉丝面、番茄鸡蛋。 |

每日多喝开水、茅根竹叶茶、苹果汁帮助排酸降脂。

 ## 痛风并发高血压病患者一周调养食谱

| 周一 | 早餐：牛奶、面包、凉拌黄瓜丝。
午餐：米饭、芹菜炒肉丝、番茄蛋汤。
晚餐：馒头、青椒炒卷心菜、榨菜肉丝汤。 |

| 周二 | 早餐：薏仁红枣粥、凉拌芹菜。
午餐：米饭、南瓜鸡、青菜豆腐汤。
晚餐：馒头、番茄炒肉片、油皮蘑菇汤。 |

| 周三 | 早餐：萝卜火腿粥、面包、黄瓜拌花生米。
午餐：米饭、火腿冬瓜球、冬瓜笋干汤。
晚餐：榨菜肉丝面、木须瓜片。 |

| 周四 | 早餐：薏仁红枣粥、鸡蛋、辣拌三丝。
午餐：米饭、芹菜炒鸡丝、赤豆鲫鱼汤。
晚餐：花卷、番茄炒肉片、素笋汤。 |

周五	**早餐**：马齿苋仁粥、面包、凉拌芹菜。 **午餐**：米饭、青椒炒腊肉、鸡丸冬瓜汤。 **晚餐**：番茄蛋汤面、芹菜炒肉丝。
周六	**早餐**：牛奶、面包、萝卜蜇丝。 **午餐**：米饭、冬笋里脊肉、山药老鸭汤。 **晚餐**：素包子、冬瓜红枣汤。
周日	**早餐**：三果藕粉羹、花卷、香拌素三丝。 **午餐**：米饭、芹菜炒肉丝、萝卜枸杞乌鸡汤。 **晚餐**：紫薯粥、花卷、炒丝瓜。

每日喝些苹果汁、芹菜汁、玉米须茶帮助降压降尿酸。

痛风并发冠心病患者一周调养食谱

周一	**早餐**：牛奶、山药糕、酸辣洋葱。 **午餐**：米饭、糖醋卷心菜、土豆烧肉丝。 **晚餐**：素包子、玉米粥、多味黄瓜条。
周二	**早餐**：葡萄苹果粥、面包、乳黄瓜。 **午餐**：米饭、串烧黄鳝、素笋汤。 **晚餐**：馒头、青椒炒肉丝、姜汁空心菜。

周三	早餐：花卷、芹菜粥、卤鸽蛋。 午餐：米饭、牛肉丝炒胡萝卜、冬瓜番茄汤。 晚餐：馒头、冬瓜薏仁煲鸭、素炒苋菜。
周四	早餐：牛奶、净素包、芝麻拌白菜。 午餐：米饭、南瓜鸡、番茄蛋汤。 晚餐：面条、姜汁空心菜、酸甜莴苣。
周五	早餐：鸡肉青菜粥、花卷、香拌素三丝。 午餐：米饭、冬笋里脊丝、青菜豆腐汤。 晚餐：馒头、宫保鸡丁、凉拌茭白。
周六	早餐：面包、淡豆浆、黄瓜拌花生米。 午餐：米饭、西湖醋鱼、蒜茸苋菜。 晚餐：面条、炒丝瓜、木须瓜片。
周日	早餐：菜汤面、奶汁菜心。 午餐：米饭、清炖排骨、萝卜枸杞乌鸡汤。 晚餐：馒头、番茄炒肉片、鱼香苦瓜。

每日多喝些茅根竹叶茶、红萝卜汁帮助降尿酸。

痛风并发肥胖症患者一周调养食谱

周一	早餐：薏仁红枣粥、凉拌黄瓜。 午餐：米饭、番茄炒蛋、冬瓜汤。 晚餐：青菜肉丝面、辣拌三丝。
周二	早餐：酸奶、面包片、萝卜蜇丝。 午餐：米饭、火腿冬瓜球、黄瓜木耳清汤。 晚餐：米饭、蒜薹炒蛋、青菜汤。
周三	早餐：花卷、鸡蛋、凉拌萝卜丝。 午餐：米饭、青椒苦瓜丝、番茄蛋汤。 晚餐：馒头、葱香土豆丝、紫菜汤。
周四	早餐：薏米粥、花卷、海带丝。 午餐：米饭、冬笋里脊肉、番茄蛋汤。 晚餐：蔬菜水饺、蒜苗炒肉丝、海带汤。
周五	早餐：牛奶、苏打饼干、胡萝卜黄瓜丝。 午餐：米饭、土豆炒肉丝、香菇油菜汤。 晚餐：绿豆粥、醋熘白菜、榨菜肉丝汤。
周六	早餐：鸡肉青菜粥、酸辣洋葱。 午餐：米饭、番茄炒蛋、青菜豆腐汤。 晚餐：香菇青菜面条、水氽鸡肉丝。

| 周日 | **早餐**：紫薯粥、凉拌豆腐、黄瓜蜇丝。
午餐：米饭、清炒土豆丝、素笋汤。
晚餐：素包子、青椒炒肉丝、番茄炒蛋。 |

> 每日多喝开水、玉米须茶帮助降酸、排酸。

痛风并发糖尿病患者一周调养食谱

| 周一 | **早餐**：牛奶、花卷、雪里蕻。
午餐：米饭、黄瓜炒肉丝、紫菜汤。
晚餐：馒头、番茄鸡蛋、青菜汤。 |

| 周二 | **早餐**：白菜咸肉粥、面包、凉拌萝卜丝。
午餐：米饭、清蒸鱼、三鲜香菇汤。
晚餐：烙饼、青椒炒蛋、蘑菇青菜汤。 |

| 周三 | **早餐**：淡豆浆、馒头、凉拌黄瓜。
午餐：米饭、韭菜炒豆腐丝、西红柿蛋汤。
晚餐：馒头、青椒炒肉丝、三鲜蘑菇汤。 |

| 周四 | **早餐**：五色米薏仁粥、鸡蛋、海带丝。
午餐：素包子、青椒炒腊肉、黄瓜木耳清汤。
晚餐：鸡蛋汤面、清蒸鲫鱼、萝卜蜇丝。 |

周五	早餐：牛奶、苏打饼干、胡萝卜丝。 午餐：米饭、芹菜炒肉丝、香菇油菜汤。 晚餐：馒头、青菜炒三菇、豆腐百花汤。
周六	早餐：萝卜火腿粥、馒头、凉拌黄瓜丝。 午餐：米饭、清蒸草鱼、蘑菇豆腐汤。 晚餐：素菜水饺、番茄炒蛋。
周日	早餐：豆浆、玉米粥、醋拌萝卜丝。 午餐：米饭、火腿冬瓜球、白菜豆腐汤。 晚餐：红小豆粥、千层饼、金针榨菜炒豆芽。

每日多喝茅根竹叶茶、红萝卜汁帮助降酸、排酸。

痛风并发肾病患者一周调养食谱

| 周一 | 早餐：牛奶、花卷、凉拌萝卜丝。
午餐：米饭、火腿冬瓜球、番茄蛋汤。
晚餐：青菜香菇面、炒丝瓜。 |
| 周二 | 早餐：豆奶、馒头、凉拌黄瓜丝。
午餐：米饭、青椒炒蛋、冬瓜笋干汤。
晚餐：馒头、青椒苦瓜丝、奶汁菜心。 |

周三	早餐：薏仁红枣粥、面包片、黄瓜拌蛰丝。 午餐：蔬菜水饺、番茄蛋汤、肉丝炒菠菜。 晚餐：馒头、青椒炒肉丝、桃仁粥。
周四	早餐：玉米粥、鸡蛋、凉拌萝卜丝。 午餐：米饭、莴苣炒肉丝、黄瓜木耳清汤。 晚餐：素包子、青椒炒肉丝、番茄蛋汤。
周五	早餐：牛奶、苏打饼干、凉拌胡萝卜丝。 午餐：馒头、芹菜炒肉丝、香菇油菜汤。 晚餐：米饭、青椒炒肉丝、紫菜蛋汤。
周六	早餐：紫薯粥、面包片、香拌素三丝。 午餐：米饭、冬瓜里脊肉、黄瓜木耳清汤。 晚餐：馒头、蒜薹炒蛋、紫菜虾皮汤。
周日	早餐：葡萄苹果粥、馒头、辣拌三丝。 午餐：虾仁香菜清汤面、番茄炒蛋、青椒炒肉丝。 晚餐：米饭、南瓜鸡、冬瓜番茄汤。

　　每日多喝开水、茅根竹叶茶、苹果汁帮助降酸，减少结石生成。

其他食物及食疗良方

牛奶

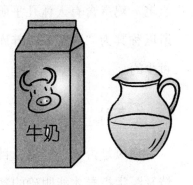

牛奶味甘，性平、微寒，入心、肺、胃经；具有补虚损、益肺胃、生津润肠之功效。牛奶是人们日常生活中喜爱的饮食之一，每年5月的第三个星期二，是"国际牛奶日"。喝牛奶的好处如今已越来越被大众所认识，牛奶中含有丰富的钙、维生素D等，包括人体生长发育所需的全部氨基酸，消化率可高达98%，是其他食物无法比拟的。牛奶中富含维生素A，可以防止皮肤干燥及暗沉，使皮肤白皙，有光泽；牛奶中含有大量的维生素B$_2$，可以促进皮肤的新陈代谢；牛奶中的乳清对黑色素有消除作用，可防治多种色素沉着引起的斑痕；牛奶中的钙最容易被吸收，而且磷、钾、镁等多种矿物搭配也十分合理。牛奶基本不含嘌呤，是痛风病患者理想的营养滋补佳品。另外，牛奶没有细胞结构，不含核蛋白，可以任意食用，以获取人体所需的蛋白质。

鸡蛋

鸡蛋的营养价值很高，是人们日常生活中必不可少食品。鸡蛋被营养学家称之为"完全蛋白质模式"，其功效可概括为五个方面：健脑益智，蛋黄中的卵磷脂、甘油三酯、胆固醇和卵黄素，对神经系统和身体发育有很好的作用，可避免智力衰退，改善记忆力；保护肝脏，鸡蛋中的蛋白质对肝脏组织损伤有修复作用，蛋黄中的卵磷脂可促进细胞再生，增强机体代谢功能和免疫功能；防治动脉硬化，用鸡蛋治疗动脉粥样硬化有着惊人的效果；防癌症，鸡蛋中含有较高的维生素B_2，可以分解致癌物质，鸡蛋中的硒、锌等也有防癌作用；延缓衰老。鸡蛋含有人体几乎所有需要的营养物质，而且基本不含嘌呤，所以称其为"理想的营养库"。每天保证一个鸡蛋，是痛风患者必不可少的。

茶叶

痛风是否可以喝茶，目前还有一定的争议，需要根据患者自身病情及医生指导才能明确的判断。部分人认为茶会使人缺铁，不利于痛风患者的康复，但是从利尿角度讲，痛风患者是可以喝茶的，痛风石嘌呤代谢紊乱而导致代谢障碍，从而出现尿酸累积，出现高尿酸症，所以痛风患者是可以喝茶的，但是一般是建议喝红茶、普洱茶等茶性温和的茶叶，并且喝茶宜淡不宜浓。

百合

百合味甘，性微寒，具有润肺止咳、清心安神、补中益气、清热利尿、清热解毒、凉血止血、健脾和胃之功效。现代医学研究发现：百合除了含有蛋白质、脂肪、淀粉及多种维生素等营养物质外，还含有秋水仙碱，而秋水仙碱制剂是临床治疗痛风的特效药，它可改善关节炎症状。百合所含的秋水仙碱对痛风患者有明显的治疗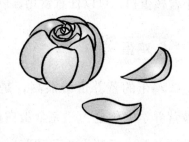作用，但其含秋水仙碱量甚微，长期服用才能发挥其治疗功效，而且较制剂更安全，无毒不良反应。百合佐餐种类很多，如西芹炒百合、百合莲子粥、百合杏仁粥、百合雪梨饮等。

百合汤。百合20～30克，煎汤或蒸熟食，每日1剂，可长期食用。能润肺止咳，宁心安神。百合含有秋水仙碱等成分，对痛风有防治作用。

多酚咖啡

咖啡是嘌呤含量最低天然优质的碱性饮品，而且还不产生热量。受此启发，中外医学科学家经过长期研究发现，饮用多酚咖啡能有效防治痛风。多酚咖啡防治痛风的作用原理如下：

❶ **多酚咖啡具有抗食物营养性。**多酚咖啡中的多酚易与食物中的蛋白质和嘌呤产生结合，并以这种结合的形式排出体外，从而降低或减少人体对食物中蛋白质和嘌呤的过度吸收和利用。对于喜食高蛋白食物和嗜酒的人在过食高蛋白和高嘌呤食物的同时，结合饮用多酚咖啡可大大减少食物中的嘌呤来源，从而预防痛风发生。

❷ **多酚咖啡具有抗细胞氧化性。**众所周知，痛风是由高尿酸引起的，高尿酸又是由嘌呤转化而来的，内源性嘌呤则要占到人体内尿酸总量的70%，而内源性嘌呤很大程度上是由细胞过度氧化、分裂、早衰早亡而释放出的核酸类物质。多酚咖啡能抗细胞氧化，增强细胞活力，减少或避免酸性物质以及因工作、生存压力过大而致的细胞早衰早亡，保持细胞的正常生物状态和正常的生命周期，进而减少内源性嘌呤的生成。

❸ **多酚咖啡具有与金属离子的螯合性。**尿酸钠结晶是诊断为痛风的金标准，所以痛风的形成需要高尿酸和体内有过量的钠，当这两种物质结合成尿酸钠结晶时，痛风才会发生，于是防治痛风，一要减少体内的尿酸，二要排除体内过量的钠。多酚咖啡中多酚的邻位羟基可与钠产生螯合反应，从而减少体内过量的游离钠离子的

含量，从而达到减少或避免过量的钠与高尿酸结合的作用，体内的尿酸钠结晶少了或没有了，痛风发生或复发的可能性就减少了或没有了。

❹**多酚咖啡具有酶的诱生性。**多酚能诱导人体尿酸分解酶的增高，促进酸性毒素分解。

多酚咖啡具有促进肾脏滤过性。多酚咖啡中的黄烷醇类化合物能刺激肾血管舒张，增加肾脏的血流量，从而增加肾脏的滤过率，使尿液中的尿酸得以顺利排泄。很多人饮用多酚咖啡，可以使尿酸长期正常，痛风多年不发。

苹果醋加蜜糖

这是西方传统的治疗方法，经多项临床测试证明有效。苹果醋含有果胶、维生素、矿物质（磷和钾）及酵素。苹果醋的酸性成分具有杀菌功效，有助排除关节、血管及器官的毒素。经常饮用，能调节血压、通血管、降胆固醇，亦有助于治疗关节炎及痛风症。饭后可将一茶匙苹果醋及一茶匙蜜糖加入半杯温水内，调匀饮用。

牛奶大白菜

选用新鲜大白菜250克，加植物油15毫升炒将熟，浇入牛奶150毫升左右直至烧熟后食用，此方痛风患者可以常食。有"百菜之王"美誉的大白菜，不仅含有丰富的矿物质和维生素，所含的钙和维生素C比梨子和苹果还高，特别适合补充钙质和维生素等，能促进沉积于组织内的尿酸盐溶解，促进尿液中的尿酸溶解，增加尿酸的排除，防止形成尿酸性结石。

毛根竹叶茶

鲜竹叶、白茅根各10克。鲜竹叶和白茅根洗净后，放入保温杯中，以沸水冲泡30分钟，代茶饮，利尿，防痛风并发症肾结石。

玉米须茶

鲜玉米须100克。鲜玉米须加水适量，煎煮1小时滤出药汁，小火浓缩至100毫升，停火待冷，加白糖搅拌吸尽药汁，冷却后晒干压粉装瓶。每日3次，每日10毫升，用开水冲服。防止肾结石，具有利尿作用。

木瓜灵仙汤

威灵仙15克，木瓜12克，白糖适量。将威灵仙、木瓜放入沙锅中加水煎汤约300毫升并加白糖适量，每日分2次服完。有通利关节、祛风止痛的功效。适用于四肢多关节肿胀疼痛、屈伸不利的痛风患者。

马铃薯樱桃汁

生马铃薯去皮，与生樱桃去籽后各一半打汁机打汁，取汁，每日一杯。治疗痛风有速效。

百合薏米粥

干百合、薏米、粳米各60克，将上述三味洗净后放锅中煮粥，每日分中、晚两次服完，为痛风患者主食（其他应按痛风患者营养治疗原则进

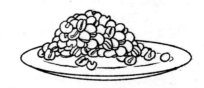

行，在此不予赘述）。连服，症状改善后仍须坚持，每周1～2次，以防痛风复发。

临床上，痛风患者一般较肥胖，粥中不必加任何调味品，但若患者体形偏瘦，可酌情加入冰糖调味，以增加患者的食欲，更好地达到治疗目的。

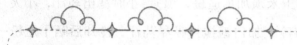

　　疗效分析：所接受食疗病人血尿酸量减少，关节炎症状减轻，均未出现复发。

第三章

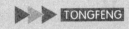
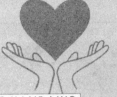

TONGFENG
JUJIATIAOYANGBAOJIANBAIKE

运动疗法是对抗痛风的有力武器

运动是痛风患者不可缺少的治疗方法之一。在主要从事脑力劳动的痛风患者中，参加运动更是治疗痛风的一项重要措施。宋代陈自明《妇人大全良方》曰："气行则血行，血行风自灭。"因此，治疗痛风，应以养气、行血及固肾为主，气血通畅，则尿酸不会积聚。例如游泳、太极等运动，对治疗痛风大有裨益。

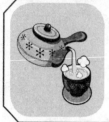

第一节

运动疗法的作用和原则

　　痛风患者体育锻炼之前必须请医生做有关项目的检查，然后决定是否适合进行体育锻炼，以及适合什么性质的锻炼。痛风患者体育锻炼的运动量要适当，切不可过度。过度的体力消耗可能诱发痛风。由于运动促使人体肌肉力量增加，关节活动幅度增大，以及改善内脏功能的过程都是渐进的，所以运动贵在坚持。要准备进行数周、数月甚至更长时间的锻炼，以便取得较好的防治效果。

痛风患者参加运动有哪些益处

　　运动是调节人体代谢机能的"天然药物"。因此，痛风患者参加运动有以下好处：

　　❶可以加快体内的血液循环，更快排除体内毒素。痛风患者经常性地参加走跑运动，可以远离很多痛风的并发症，还可以使痛风疼痛症状得到缓解，甚至康复。因为长期有规律、适度的健身锻炼，会使心率提高、血流加快，及时地给身体组织充足的供氧和提供各种营养物质，同时将代谢的废物和毒素快速地排出体外。由于运动时血液循环的速度比平时安静状态快很多，而且大量的毛细血管开放，使血液

在身体里不停地流动，把氧和各种营养物质及各种生化酶等带到身体各个部位，让体内的垃圾毒素随汗一起排出体外，就像给身体做了一个大扫除，所以痛风患者经常做走跑运动益处多多。

❷ **可以增强体质，防止关节挛缩及肌肉萎缩。**中医认为，气行则血行，血行风自灭。治疗痛风要以养气、行血及固肾为主，气血通畅，则尿酸不会积聚。痛风患者通过合理运动，不仅能增强体质、增强机体防御能力，而且对减缓关节疼痛、防止关节挛缩及肌肉萎缩有一定帮助。

❸ **可以降低血糖、血脂，维持理想体重。**适当运动尤其是有氧运动可以促进细胞对葡萄糖的利用，降低血糖、血脂，帮助减肥，防止糖尿病和动脉硬化，改善心脏功能，促使血压平稳，减少心血管并发症，从而预防痛风发作。

合理选择运动项目

痛风患者体育锻炼前应接受专科医生指导，先做有关检查，对体质作出恰当评估。即使已有痛风结石，只要表面皮肤没有破溃，肾功能良好，没有明显的心血管并发症，关节功能正常，仍可进行身体锻炼。根据身体状况选择合适的体育锻炼项目，确定运动强度、时间。在运动项目的选择上，以慢步短程小跑、太极拳、广播操、快步走、乒乓球等项目较为合适，而竞技性强、运动剧烈、消耗体力过多的项目，如快跑、足球、篮球、滑冰、登山、长跑等，皆不适宜。由于每个痛风者具体情况不同，体育锻炼前先应做有关项目检查，根据个体情况确定是否适合进行体育锻炼，适合什么性质的锻炼。对于痛风并发症者更应如此。

运动要适度

　　痛风病者应合理确定运动量，切不可运动过度。因为运动量过强、过大会使患者出汗增加，血容量、肾血流量减少，尿酸排泄减少，出现高尿酸血症。而且，剧烈运动后体内乳酸增加，会抑制肾小管排泄尿酸，可暂时升高血尿酸。因此，要科学合理地制定运动强度和运动量，不可操之过急，不可蛮干。剧烈运动会造成痛风急性发作，而且痛风往往比较偏爱男性。

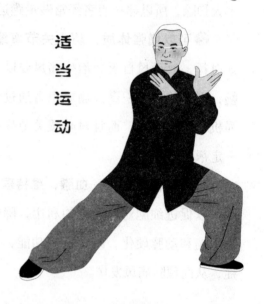

适当运动

运动要有持续性

　　运动从小量开始，逐步增加到适当的运动量；从较简单的开始，逐步过渡到较复杂的运动方法。不可三分钟热度，不可三天打鱼两天晒网。运动要循序渐进，长期坚持不懈才能取得理想效果。

痛风发作时不宜锻炼

　　当出现痛风的症状时应停止体育锻炼，感染发热，特别是高热时，不宜进行锻炼。因发热时人体产热增加，蛋白质大量分解，心跳加快，同时发热常是感染性疾病在体内发生和发展的反映，此时若不注意休息，盲目地运动，往往会使这些不良反应加剧，从而使病情加重。同时要注意，即使是比较轻微的关节炎发作也应暂时中止锻炼，直到完全恢复后再考虑重新开始锻炼。

 ## 锻炼应选最佳时间

一般情况下，体育锻炼的最佳时间是在午睡后的下午至晚饭前。痛风患者运动锻炼应在午睡后至晚饭前进行。现代运动生理学研究表明，人体体力的最高点和最低点受机体"生物钟"的控制，一般在傍晚达到高峰。比如，身体吸收氧气量的最低点在下午6点；心脏跳动和血压的调节在下午5～6点最平衡，而身体嗅觉、触觉、视觉等也在下午5～7点最敏感。因此，综合来看傍晚锻炼效果比较好。

此外，人体在下午4～7点体内激素的活性也处于良好状态，身体适应能力和神经的敏感性也最好。所以，专家提倡傍晚锻炼，但在晚间时段，要注意运动强度，否则强度过高会使交感神经兴奋，妨碍入睡。

下午5～7点是足少阴肾经运行时间，肾经旺。酉时肾藏精，纳华元气清；"肾藏生殖之精和五脏六腑之精。肾为先天之根。"人体经过申时泻火排毒，肾在酉时进入贮藏精华的阶段。此时不适宜太强的运动量，也不适宜大量喝水。

因此总的来说，下午3～5点是最佳运动时间。

注意保护发病关节

急性期肿胀痛风之关节宜多休息，慢性关节破坏者，则宜注意关节活动，避免关节挛缩与变形。注意发病关节的防护。

锻炼和饮食调理相结合

单纯运动锻炼并不能有效降低血尿酸，但与饮食保健结合起来则会显著降低血尿酸浓度，起到预防痛风发作、延缓病情进展的作用。在锻炼的同时，还要注意调整自己的饮食结构和生活方式。做到有劳有逸，避免精神紧张，再加上积极的治疗，一定可以使患者病情稳定，这也是最主动的防治痛风的措施。

哪些痛风患者不适合体育锻炼

痛风患者有下列情况之一者，属于运动疗法的绝对禁忌，包括各种急性感染，肝、肾衰竭，心力衰竭，轻度活动即发生心绞痛，新发生的心肌梗死，心律失常，由肺心病引起的严重通气障碍，痛风性肾病及肾功能不全等。如果有以上症状的痛风患者就不适合体育锻炼了，而应选择其他痛风的治疗方法。

锻炼前应做好哪些准备

无论进行什么样的运动都要做好充分的准备活动。准备活动一般

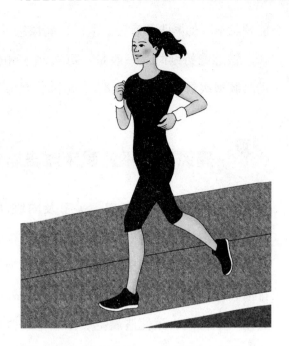

是5～10分钟，内容大致有慢跑步（400～800米）热身、伸展性柔韧练习。因为肌肉和肌腱有黏滞性，内脏器官有惰性，通过准备活动来消除，以增加肌肉和肌腱的弹性，以及关节活动幅度，预防运动损伤。调动内脏器官系统功能，加快血液循环，加大糖原和氧气的利用。

哪些地点适宜进行体育锻炼

　　环境选择强调人与自然和谐统一。一般选择公园、田野、河畔、树林里、山边、湖边、江边、海边为宜。这些地方车少人少，而植被较多，空气新鲜。这样的地方空气中的负离子含量大，对锻炼很有帮助。负离子可以改善呼吸系统功能，加强血液循环和神经系统功能，还能加速新陈代谢，提高人体抵抗力。再有就是人群环境也非常重要，如在结队或一定数量的人群中锻炼身体精神状态好，心情愉快，运动效果也就好得多。

锻炼时持续时间和间隔时间多少合适

　　锻炼时间每天下午3～5点最好，这个时间段进行有氧运动效果好，能解除一天的紧张和疲劳。所以，痛风患者下午进行锻炼为最好。

锻炼的持续时间一般是：每次20～60分钟，每周3～4次，每次活动时脉搏次数在120～140次/分范围，并保持20分钟以上。

痛风患者不宜起床就去晨练

清晨起床时人体肌肉、关节及内脏功能低下，不能很快适应活动，容易造成急、慢性损伤。同时，一夜睡眠未曾进食、也未喝水，血液浓缩，加上活动出汗失水，血液更为黏稠，尿量减少，影响尿酸排泄，有诱发心脏病和中风的危险。另外，绿色植物由于呼吸作用，放出二氧化碳，致使清晨空气二氧化碳含量升高；同时，空气病原微生物密度较高，均对人体十分不利。所以清晨、摸黑锻炼不可取。

痛风患者运动六忌七不宜

有氧运动六忌：一忌在烈日下锻炼，二忌锻炼时间过长，三忌锻炼后大量饮水，四忌锻炼后立即洗冷水浴，五忌锻炼后大量吃冷饮，六忌锻炼后以体温烘衣。

有氧运动七不宜：一不宜剧烈运动，二不宜急于求成，三不宜坏天气参加运动，四不宜不做准备活动，五不宜负重锻炼，六不宜憋气过久，七不宜过分激动。

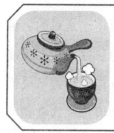

第二节

走出运动误区

有人认为，得了痛风从此就不能运动了，中等强度的运动适合所有痛风患者，工作和劳动可以代替运动。其实，这些是痛风患者的错误认识。得了痛风照样可以适量运动，只是不能剧烈运动。中等强度的运动也不是适合所有痛风患者，痛风急性发作期是禁止运动的。而且，工作和劳动也是不能代替运动的。

 ## 误区1：得了痛风从此就不能运动了

由于一些痛风患者经常是在经过某次踢足球、竞赛或过度疲劳后突发痛风的，因此就认为：痛风病患者不能运动了。其实，这种想法是非常错误的。有些痛风病患者突发痛风确实与运动有关，但那一定是剧烈运动，如打球、爬山、跳跃等。这并不等于就不能运动了。只是对于痛风患者而言，要选择合适的运动项目，结合饮食调节来达到加快尿酸排出，控制痛风发作的目的。

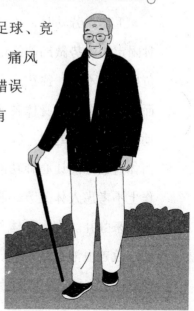

误区2：中等强度的运动适合所有痛风患者

一般认为，中低等强度的运动较适合痛风病患者，这是对的。但这只是针对痛风的间歇期和慢性期，并不包括痛风的急性发作期。痛风的急性发作期是要禁止各种运动的。只有当急性发作症状缓解或消失后才可进行运动锻炼。痛风患者要积极地通过运动锻炼和饮食调节来控制痛风的反复发作，并且要以中低等强度的有氧运动作为运动疗法的主要项目。

 误区3：工作和劳动可以代替运动

有人认为，工作和劳动同样是消耗体力、运动四肢，身体得到了锻炼，所以经常参加工作和劳动者不必再专门进行运动。这种认识是错误的。虽然劳动和体育锻炼都是体力活动，具有许多共同点，但两者所起的作用并不等同。

工作和劳动时，不论是工业或农业劳动，由于身体常常是按照某种固定的姿势做局部的连续活动，动作比较单一，全身各部分肌肉的负担轻重不均，往往只有那些参加活动的肌肉、骨骼才能得到锻炼。而体育锻炼能使身体各部位都得到锻炼，是一种全身性的均衡协调运动。体力劳动的另一特点是，肌肉负荷较重但对心肺功能锻炼不足，而体育锻炼能让心肺功能得到更好的锻炼。再则，体力劳动往往在动作上不考虑人体关节、肌肉运动的规律，此时，需要通过适当的体育健身来弥补。相比于体力劳动，体育锻炼有利于人体骨骼、肌肉的生长，改善血液循环系统、呼吸系统、消化系统的机能状况，提高机体抗病能力。所以工作和劳动是不能代替运动的。

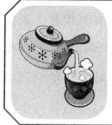

第三节

有氧运动最适合痛风患者

众所周知，运动的种类中以赛跑、网球为代表的剧烈无氧运动，会造成体力上的疲劳，使血清尿酸值短时上升。而悠闲、慢慢地进行散步、爬山等有氧运动，可降低血清尿酸值。在进行有氧运动时，体内的代谢功能也顺利发挥作用，血清尿酸值就会自然下降。而无氧运动时，代谢功能不能顺利地发挥作用，血清尿酸值就会上升。因此，痛风患者最适合做有氧运动。

 ## 什么是有氧运动

有氧运动，就是指在运动时，人体内随时都有充分摄取的氧气，而其运动所需的能量，主要以有氧反应方式供给。也就是说：在整个运动过程中，人体吸入的氧气和人体所需的氧气量基本相等，能够满足需要，没有缺氧情况发生，也没有氧过剩情况存在，这样的情形可使心、肺功能发挥最大作用和达到最佳效果。也就是说，有氧运动是人体在氧气充分供应的情况下进行的体育锻炼，如步行、慢跑、骑自行车等。有氧运动能提高人体营养水平及免疫力，防止超重，控制血糖，帮助排出体内多余的酸性物质，使痛风患者疼痛感减轻。

有氧运动的原理

　　人体运动是需要能量的，如果能量来自细胞内的有氧代谢（氧化反应），就是有氧运动；有氧代谢时，充分氧化1摩尔葡萄糖，能产生38个ATP（能量单位）的能量。人们在运动时大口地呼吸，使空气中的氧气通过肺泡进入到血液循环系统之中，然后随着动脉血流向全身的组织细胞中，这是一个漫长的过程。人在利用氧气的过程中，有一个相当大的时间差，这个时间差就决定了剧烈的、短时间的运动成为了无氧运动。而当你运动的时间足够长时，氧气已经融入细胞中，身体内的葡萄糖得到了充分的"燃烧"，从而转化为新的能量，这样的运动就是有氧运动。有氧运动时葡萄糖代谢后生成水和二氧化碳，可以通过呼吸很容易被排出体外，对人体无害。

 ## 有氧运动的种类

　　有氧运动概括起来说就是"低强度、长时间、不间断、有节奏"。其种类很多，下面介绍几种较适合痛风患者的有氧运动：

　　❶步行——最安全的有氧运动。步行简单易行，受环境的影响极小，适合任何年龄段的人。能防治多种疾病，如骨关节疾病、骨质疏松、肌肉萎缩，增强神经系统的稳定性。加强心脏功能，有效防止和减少心血管疾病的发生。能促进新陈代谢，若以每小时3千米的速度，坚持两小时左右，可使代谢功能提高50%左右。每天步行4千米，可额外消耗300千卡的热量，可降低肥胖，保持体态匀称。还可放松大脑，有利于睡眠，是痛风病患者首选的有氧运动。

❷ **跑步**——最普及的有氧运动。有这样一段格言：如果你想聪明，跑步吧！如果你想强壮，跑步吧！如果你想健康，跑步吧！可见跑步对我们有多么重要。但选择跑步要注意从自身情况出发，不可操之过急，由慢到快，由短距离到长距离，逐步提高负荷。

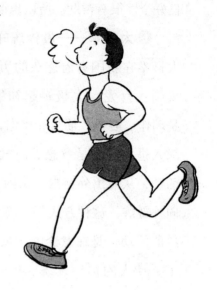

　　跑步的场所宜选择在操场、林间小道、乡间小道、海边等，空气新鲜，环境优美，而且安全系数高。不宜在马路上，空气不好，安全系数也较低。

❸ **游泳**——最有效的有氧运动。游泳是非常好的有氧运动，所有运动项目中，只有游泳运动是心脏和四肢在一个水平面上的，这种姿势加上水的支撑和浮力，对提高心血管系统功能非常有效。在做游泳运动时需要注意以下方面：身体状况如何，有无疲劳、腹泻等，头部、胸部和关节部位有无疼痛感。并要注意及时处理游泳中出现的不适等。

❹ **健美操**——最青春的有氧运动。健美操是一种充满青春活力的有氧运动。能够增强关节功能、改善胃肠功能，能使人心情愉悦、身体健康、体形匀称等。健美操以每周运动3次以上，每次在1小时以上为宜。

❺ **体育舞蹈**——最优雅的有氧运动。体育舞蹈有现代舞和拉丁舞之分。现代舞端庄、优雅，洒脱流畅，包括华尔兹、探戈、狐步等。拉丁舞浪漫、粗犷，热情奔放，主要有桑巴、伦巴、恰恰等。体育舞蹈具有很好的健身作用，对于增进交流、放松身心及养成开朗活泼的

良好个性很有帮助。所以也很适合痛风病患者。

⑥太极拳——最传统的有氧运动。

太极拳在我国有着悠久的历史，深受国人喜爱。太极拳起初练的是动作、姿势、筋骨和皮肉，深入进去练的是意念、内气活动，从而由外至内、由内向外锻炼。这种方式不是简单的活动，是在意念的支配下，使人的神经系统、运动机能和呼吸系统、循环系统、消化系统、免疫系统等得到全面的改善，它的健身价值是全面的、自然的、科学的。经常练习太极拳，可以增加呼吸能量，促进机体的新陈代谢功能。从中医学来看，它能调和阴阳，疏导气血，通畅经络，充实内脏，从而使"阴平阳秘"、"精神内守"、"正气存内"，加强身心的抗体，提高自身的免疫能力，起到祛病延年、养生长寿的作用。

⑦气功——最深邃的有氧运动。气功是一种以呼吸的调整、身体活动的调整和意识的调整（调息、调形、调心）为手段，以强身健体、防病治病、健身延年、开发潜能为目的的一种身心锻炼方法。气功的种类繁多，主要可分为动功和静功。动功是指以身体的活动为主的气功，如导引派以动功为主，特点是强调与意气相结合的肢体操作。而静功是指身体不动，只靠意识、呼吸的自我控制来进行的气功。大多气功方法是动静相间的。气功并不是针对某种疾病或某个局

部起作用的特殊疗法，而是以改善人体整体机能状态来获得疗效的。其机理大致可以归纳为培养正气，补益元神；平衡阴阳，协调脏腑；疏通经络，活跃气机；发掘人体潜能等几个方面。

由于健身气功不仅健身作用明显，而且内容丰富，形式多样，不同的功法有着不同的动作结构、风格特点和运动量，健身气功具有动作徐缓、强度不大、好学易练、场地简单，并且不受年龄、性别、体质、时间、季节、场地、器械等限制，人们可以根据自己的需要和条件，选择合适的功法进行锻炼。

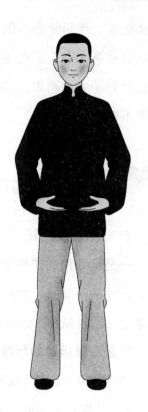

有氧与无氧运动的区别

有氧运动和无氧运动区别很大，对人体的作用也是南辕北辙。它们的区别主要在于：一是有氧运动的能量来源是来自人体细胞内的有氧代谢，在有氧代谢时，充分氧化1摩尔的葡萄糖，能产生38个ATP（能量单位）的能量；无氧运动的能量来源是来自无氧酵解，在无氧酵解时，1摩尔的葡萄糖仅产生2个ATP。二是有氧运动时的葡萄糖代谢后生成水和二氧化碳，可以通过呼吸很容易被排出体外，对人体无害；而无氧运动在酵解时产生大量丙酮酸、乳酸等中间代谢产物，不能通过呼吸排除。这些酸性产物堆积在细胞和血液中，会使体内酸性物质增加，使体液变酸，加速尿酸形成，还会出现呼吸、心跳加快和心律失常，严重时会出现酸中毒和增加肝肾负担。所以无氧运动后，人总会疲惫不堪，肌肉疼痛要持续几天才能消失。这也是有些人在剧烈运动后（多数剧烈运动即为无氧运动）急发痛风的原因。所以痛风患者不提倡无氧运动。

有氧运动的方法

有氧运动应注意以下几个方面：

一是运动前的预热准备。每次运动前需要有个热身过程即准备活动，活动关节韧带，抻拉四肢、腰背肌肉。然后从低强度运动开始，逐渐进入适当强度的运动状态。

二是有氧运动的标准。即接近而不超过"靶心率"（一般来说，靶心率为170－年龄的数值。如果你60岁，靶心率就是170－60＝110次／分）。你在运动时，可随时数一下脉搏，心率控制在110次／分以下，运动强度就是合适的（对于体弱多病者可以适当降低标准）。如果运动时的心率只有70～80次／分，离靶心率相差甚远，就说明还没有达到有氧运动的锻炼标准。

三是把握好运动量。自我感觉是掌握运动量和运动强度的重要指标，一般有轻度呼吸急促、感到有点心跳、周身微热、面色微红、津津小汗，这表明运动适量。如果有明显的心慌、气短、心口发热、头晕、大汗、疲惫不堪，表明运动超限。如果你的运动始终保持在"面不改色心不跳"的程度，心率距靶心率相差太远，那就说明你的锻炼不可能达到增强体质和耐力的目的，还需要再加点量。

四是控制持续时间。持续时间一般健康者每次有氧运动时间不应少于20分钟，可长至1～2小时，主要根据个人体质情况而定。每周可进行3～5次有氧运动，次数太少难以达到锻炼目的。

五是坚持循序渐进的原则。循序渐进这是所有运动锻炼的基本原则。运动强度应从低强度向中等强度逐渐过渡；持续时间应逐渐加长；运动次数由少增多。以上这些都要在个人可适应的范围内缓慢递增，不要急于求成，要掌握运动的尺度。最好在运动前去看医生，全面查体，由医生根据个人情况，开出具体的有氧运动处方，再依方进行锻炼。

如何计算适宜的运动量

适宜运动量计算方法主要是心律测定和自我感受两种方法。

心律测定法主要有：常数法、心率回复法、晨脉评定法。❶常数法就是用常数减去年龄所得差的百分比。方法是：在运动结束后立即测脉搏，其运动中的心率保持在（220-年龄）×（60%～85%）的范

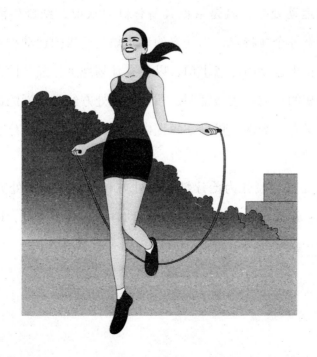

围，就是运动量合适。或直接用（170-年龄）作为运动量适宜的平均心率。❷心率回复法，就是锻炼结束后5分钟测脉搏，与安静心率比较，高出6～9次，说明运动量过大；高出2～5次，说明运动量适度；若基本恢复，说明运动量偏小。❸晨脉评定法，即是锻炼后，次日早晨醒后，静躺1～3分钟，自测脉搏，并与安静心率比较，高出6～9次，说明运动量偏大；2～5次，运动量适度；若基本恢复，说明运动量偏小。

自我感受法是：运动结束后，如感到全身轻松舒展，精神焕发，稍感疲劳，肌肉略有酸胀，但并不影响学习、工作、饮食和睡眠，说明运动量适度。运动中或结束后4～12小时内，头晕无力，肌肉酸痛，没有食欲、睡觉不实，说明运动量过大，需要调整和进行恢复。

如何制定运动处方

所谓运动处方，就是依据其身体健康状况，结合生活环境条件和运动爱好等个体特点，用处方的形式规定适当的运动种类、时间和频率，并指出运动中注意事项，以便有计划地进行经常性锻炼，达到健身或治病的目的。实践证明，按照运动处方经常科学的锻炼，既安全可靠，又有计划性，可以在短期内达到健身保健和治疗疾病的双重目的。

运动处方一般分为治疗性运动处方和预防性运动处方。其内容主要包括：运动项目、运动强度、运动时间、一定额度，以及环境因素等。

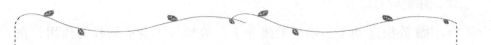

在制定运动处方时要遵循以下原则：

❶ **安全性**。即运动时所计划的强度或负荷要适合自己的体质和健康状况。

❷ **可接受性**。即采用的方式和方法要根据自己的情趣爱好、能力条件决定。

❸ **预期效果**。即通过运动锻炼是否达到目的和取得效果。通过制定运动处方来实施有氧运动，使得运动疗法更加规范、严谨和有效。

有氧运动注意事项

❶ 热身运动（准备活动）。热身，一般是指用小强度的有氧运动来使自己的身体渐入佳境，体温慢慢升高，心率提高，呼吸匀速变快。血液循环也更迅速，这样氧和养料就会被输送到心脏和肌肉，为你的运动做好准备，热身活动目的达到后的一个重要标志就是身体微微开始出汗。热身的时间5～10分钟就可以了。天冷时，热身时间要长，并多穿些衣服。

有很多人为了节省时间，不热身就直接进入高强度的有氧运动，如果这样的话，由于心血管系统和肺部还都没有进入状态，体温也比较低，肌肉的柔韧性不好，就很容易造成损伤。另外热身之后再运动，感觉也会好一些，运动时间也可以更长。换句话说，不热身就运动，你更容易疲劳。

❷ 放松运动（运动后的缓冲）。放松与热身有同样的作用，在运动中，血液循环加快，血液的量也增加了，特别是四肢部分。如果马上停止运动，血液会囤积在下肢而给心脏造成多余的负担。严重时会影响到大脑供血，甚至出现眩晕和头昏。所以运动目的达到后应该有5～10分钟的放松，也就是逐步减小运动强度，慢慢地恢复到安静状态。

❸ 有氧运动后，要及时更换汗湿的衣服，避免着凉，尤其是在空调房内。运动后应做些伸展运动再行淋浴。经常做有氧运动者，要留心自己的脚部，常修剪脚指甲，断的脚指甲会扎破皮肤，使脚趾发炎。热天运动出汗较多，汗留在趾缝中容易让细菌滋生，所以应时常保持脚部皮肤干燥。脚部起水泡时，不要弄破。

运动后快喝水赶走痛风

运动好处多，但运动流汗后记得要快喝水，否则发作尿结石、痛风的危险将大增。一项研究显示，大量流汗无助排泄尿酸，所以剧烈运动飙汗后，体内尿酸浓度会上升，会导致尿液尿酸排泄减少，并使血清尿酸浓度增加，进而提高尿酸血症的几率。若未补充足量水分，长此以往，高尿酸产物如痛风及结石便可能"上身"。

适合痛风患者的散步方法

❶ 普通散步法。这种散步方法一般以每分钟60～90步的速度行进，每次走30～60分钟。开始锻炼时，可以每天走或隔天走，每次走

15分钟，等身体适应后，再逐步增加。经常的锻炼活动，每次最好不要少于半小时，否则会影响锻炼效果。

❷快速步行法。这种步行可增强心脏功能和减轻体重，适宜于肥胖的中老年人锻炼。要求每小时步行5～7千米。快速散步可以防止大脑老化，扩大肺活量，增加心脏工作量，促进血液循环。练习快速步行，必须循序渐进，逐步增加运动量。开始锻炼时，持续时间以半小时为宜，走2.5千米，身体适应后可有计划地增加运动时间和步行速度。但必须注意运动时的心率，应控制在每分钟120次以下，有心血管疾病的患者尤其要严格掌握好这一点。快速散步者衣着宜轻、软，寒温适宜；鞋袜舒适合脚，以软底为好；应检查身体，尤其是血压、心电图；自我监测，利于发现问题；量力而行，不可勉强；饭后不宜立即快速散步，待半小时到一小时后再进行。

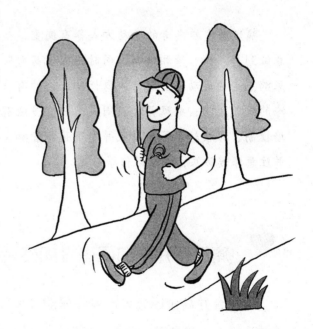

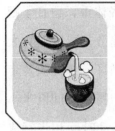

第四节

痛风并发症患者的运动

痛风并发症患者的运动方式各有侧重，如痛风合并高血压患者要注意做到静、松、降相结合，同时不宜低头弯腰、屏气用力；痛风合并糖尿病患者的运动，要注重采取低冲击力的有氧运动，应避免在太热和太冷的天气运动；痛风并发肩周炎患者宜多做有利于肩关节的运动，如爬墙摸高、弯腰转肩等；痛风并发下肢血管病变患者适合进行散步运动，并注意保暖防寒，避免碰伤等。

 痛风合并高血压患者如何运动

痛风合并高血压患者既要降尿酸又要降血压，所以，除了参照单纯痛风患者的有氧运动外，还要注意对高血压病的要求。合并高血压患者运动时要注意做到：静、松、降。静，即心静，不为杂念所干扰。最好选择安静的绿化地带进行运动，心静有利于血管舒缩的调节，从而起到降压的作用。松，能够降低外周血管的紧张度，使血管舒张，血压则不会上升。降，即在运动时要想到降低血压，以形成一种良性刺激，使血压降低。

合并高血压患者在运动时需要特别注意的是：不能低头弯腰、屏气用力。低头时，由于重力作用，可使人脑循环血量增加，易引起头昏、头重，甚至还会引起脑血管破裂，引起脑出血。屏气，可使胸腹部压力增加，血压上升。另外，合并高血压患者不宜做体位幅度过大的动作，当然也不能做剧烈的运动项目。

下面是几种适合痛风合并高血压患者的运动项目。

❶散步。合并高血压患者做较长时间的步行后，舒张压可明显下降，症状也可随之改善。散步可在早晨、黄昏或临睡前进行，到户外空气新鲜的地方去散步。时间一般为15～50分钟，每天一两次，速度可按每人身体状况而定。

❷跑步。慢跑和长跑的运动量比散步大，适用于轻症患者。高血压患者慢跑时的最高心率每分钟可达120～136次，长期坚持锻炼，可使血压平稳下降，脉搏平稳，消化功能增强，症状减轻。跑步时间可由少逐渐增多，以15～30分钟为宜。速度要慢，不要快跑。

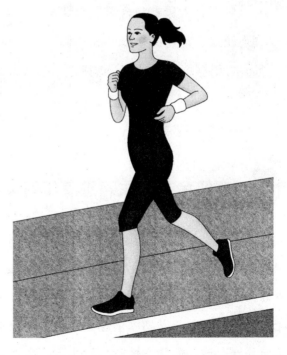

❸太极拳。太极拳适用于各期合并高血压患者。太极拳对防治高血压有显著作用。据北京地区调查，长期练习太极拳的50～89岁老人，其血压平均值为134.1/80.8毫米汞柱。明显低于同年龄组的普通老人（154.5/82.7毫米汞柱）。高血压者打太极拳有三大好处。

第一，太极拳动作柔和，全身肌肉放松能使血管放松，促使血压下降。

第二，打太极拳时用意念引导动作，思想集中，心境宁静，有助于消除精神紧张因素对人体的刺激，有利血压下降。

第三，太极拳包含着平衡性与协调性的动作，有助于改善高血压患者动作的平衡性和协调性。太极拳种类繁多，有繁有简，可根据每人状况自己选择。

 ## 痛风合并糖尿病患者如何运动

❶合并糖尿病患者的运动，要注重采取低冲击力的有氧运动。其中最简单也最适合中老年患者的运动项目就是散步。以一位60千克体重的人来说，散步1小时便可以消耗掉热量200千卡。散步时，还可搭配其他类型运动，以增添情趣和效果。除散步之外，还可以利用许多机会开展运动。例如下楼时尽量步行，少乘电梯；外出时不妨提前一两站下车步行；看电视时，也可一面看一面甩手，既享乐又可健身。其他较适合的温和运动还有太极拳、柔软体操、气功等。

❷糖尿病患者应避免在太热和太冷的天气运动，要养成每天睡前

及运动后检查双脚的习惯，看看足下有无受伤、破皮或长水泡。外出运动应携带识别卡，当糖尿病患者出现增殖性视网膜病变、肾病变、神经病变、缺血性心脏病、严重高血压时，更应避免慢跑、球类、跳跃、有氧舞蹈等高冲击力的剧烈运动，以免病情恶化。

❸糖尿病患者运动前，必须要有充分准备，随身携带饮料、食品，以备不时之需；运动时要注意低血糖的防范及足部的保护。为了避免低血糖，糖尿病患者尽量不要在空腹或餐前运动，一般在餐后1～2小时运动较佳；使用胰岛素治疗者，应避免在胰岛素作用巅峰时段运动；运动前后及运动期间不要喝酒，否则有可能导致低血糖；一旦运动期间出现低血糖现象，就应立即停止运动，补充糖分或食物。对胰岛素依赖型糖尿病患者，当血糖超过22125微摩尔/升时，运动后血糖反而

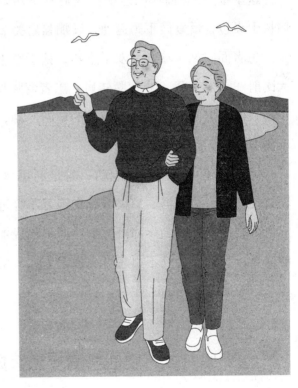

有增高的可能，因此要注意节制运动。

此外，糖尿病患者在运动时切勿单独运动，最好结伴一起运动，以便应付可能发生的低血糖等紧急情况。

痛风并发肩周炎患者如何运动

肩周炎的治疗应以保守治疗为主。一般而言，若诊断及时，治疗得当，可使病程缩短，配合运动治疗的话，便可治愈肩周炎。患者应当在家多做肩关节的运动，特别是适当做大幅度的运动，以预防肩关节粘连、肩部软组织挛缩。

这里推荐3个简单的运动：❶后伸下蹲。患者背靠于桌前，双手后扶于桌边，反复做下蹲运动，以加强肩关节的后伸活动。❷爬墙摸高。患者面向站于墙前，双手上抬，扶于墙上，努力向上摸高，要每天比前一天摸得高。❸弯腰转肩。患者弯腰垂臂，甩动患臂，以肩为中心，做由里向外或者由外向里的划圈运动，以臂的甩动来带动肩关节活动。

另外，还可利用器械运动：就是利用体操棒、哑铃、吊环、滑轮、爬肩梯、拉力器、肩关节综合练习器等进行锻炼。注意：应在无痛范围内活动，因为疼痛可反射性地引起或加重肌痉挛，从而影响功能恢复。每次活动以不引起疼痛加重为宜。反之则提示活动过度或出现了新的损伤，应随时调整运动量。

 ## 痛风并发下肢血管病变患者如何运动

痛风患者出现动脉粥样硬化并影响到下肢血管时，因缺氧，患者可出现间歇性跛行，下肢休息痛，甚至溃疡、坏疽，给运动带来一定的困难。在锻炼时应注意以下情况：❶选择既适合病情又易坚持的运动方式。例如步行就是有效运动方式之一。步行时可以促进下肢及足部血液循环，改善局部症状，但行走的速度、距离要因人而异，一般以不产生下肢疼痛为原则。可配合做下肢抬高、平伸、下垂运动。方法是：平卧床上，抬高下肢45°，维持1～2分钟，再将肢体下垂2～3分钟，然后水平放置两分钟。同时活动足部，伸屈及旋转，如此反复活动30分钟，每日进行2～3次。❷注意防冻、保暖，穿软

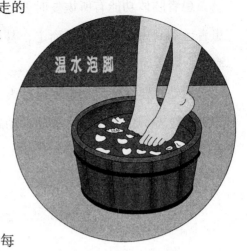

温水泡脚

底、宽大合适的鞋。❸避免碰伤，温水洗脚，防止感染。❹当下肢静脉新近发生栓塞，皮肤有感染、坏疽时应禁止运动以防加重病情。

 ## 痛风并发偏瘫患者如何进行康复锻炼

痛风并发偏瘫的患者因活动不便，给锻炼带来一定困难，但是决不能丧失信心，放弃活动。长时间卧床者精神不佳，悲观消沉，不利于病体的康复。要做好患者的思想工作，在进行被动锻炼时，不要让患者躺在床上无所事事，而要充分发挥主观能动性，从心理上与行动上配合。痛风并发偏瘫患者的康复锻炼需要大夫、家庭，甚至全社会的帮助，我们要动员各方面力量，使痛风并发偏瘫者得到最大限度的康复。

锻炼时要因人而异，首先可进行健康肢体的功能锻炼，如在床上做肢体的上抬、屈伸、旋转等活动，以增进血液循环，消耗身体内和肌肉里的尿酸。

　　患者肢体功能有所恢复时要鼓励并且帮助他们下床活动，从扶持患者运动到患者自己扶杖而走，甚至弃杖而行，可从屋里活动渐渐过渡到户外活动等。

　　活动时要注意活动量不可过大，特别是卧床时间比较长者，体质一般比较差，更要注意。被动活动时活动幅度不可过大，以免拉伤或者损害关节功能。

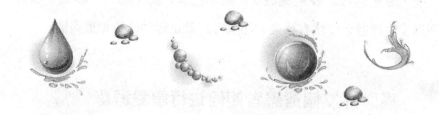

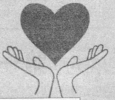

第四章

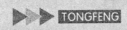

TONGFENG

JUJIATIAOYANGBAOJIANBAIKE

中西合璧，治疗痛风疗效好

痛风治疗原则上视病情而定，若是急性发作时，当然是先解决不适感为首要之务，所以镇痛消炎的药剂往往是必需的，但这只能缓解患者的疼痛。治疗痛风的原则应该是：迅速终止急性发作，止痛；纠正高尿酸血症；防止尿酸结石形成和肾损害。

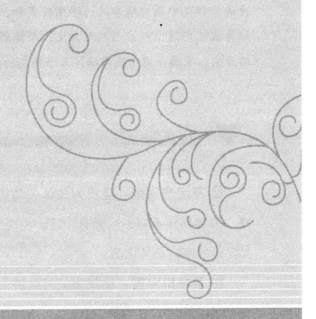

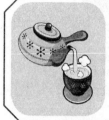

第一节
中医治疗原则及病症分类

根据中医疾病分类，痛风属于"痹证"。其寒、湿邪气为病因，病位在经脉，毒邪入侵与寒湿相结化热、蕴热成痰，导致血运失常，聚于肌肤腠理而成毒，猝然红肿、热、痛而作，其走注关节，痛热甚剧，若如虎咬，触不可摸，故有"白虎历节"之称。中医辨证施治的原则是：关节炎偏于风者，祛风为主；偏于寒者，散寒为主；湿邪偏胜者，化湿为主；热邪偏胜者，清热为主。治疗痛风主要是以清热利湿、活血通络为法，加之中药中所含的一些生物成分，促进尿酸的排泄。如急性期辨证为湿热内蕴，以清热利湿为主；而缓解期辨证为瘀血阻络，以活血通络为主。下面介绍中医对痛风三个病期的辨证分型。

 ## 急性期

❶**寒湿痹阻型**：症状为肢体关节疼痛剧烈，红肿不堪，得热则减，关节屈伸不利，局部有冷感，舌淡红，苔白，脉弦紧。中医治则是温经散寒，祛风化湿。

❷**湿热痹阻型**：症状为关节红肿热痛，肿胀疼痛剧烈，筋脉拘急，手不可近，更难下床活动，日轻夜重，舌红，苔黄，脉滑数。中

医治则是清热除湿，活血通络。

❸ **痰阻血瘀型**：症状为痛风历时较长，反复发作，骨节僵硬变形，关节附近呈暗红色，疼痛剧烈，痛有定处，舌暗有瘀斑，脉细涩。中医治则是活血化瘀，化痰通络。

❹ **血热毒侵型**：症状为关节红肿痛，病势较急，身热汗出，口渴心烦，舌红，苔黄，脉数，中医治则是清热解毒，凉血利尿。

❺ **肝郁乘脾型**：症状为头眩，胸闷憋气，烦躁易怒，脘腹胀满，肢节酸楚，肿胀，结节，下肢沉重，精神紧张加重，舌红，苔薄，脉弦数。中医治则是舒肝泄热，健脾祛湿。

❻ **脾虚湿阻型**：症状为关节酸楚沉重、疼痛部位不移，关节畸形、僵硬，有痛风石，自觉气短，纳呆不饥，舌淡红苔白腻，脉濡而小数。中医治则是健脾祛湿，泄浊通络。

❼ **肝肾亏虚型**：症状为痛风日久，关节肿胀畸形，不可屈伸，重者疼痛，腰膝酸软，肢体活动不便，遇劳遇冷加重，时有低热，畏寒喜暖，舌淡，苔薄白，脉沉细数或沉细无力。中医治则是补益肝肾，除湿通络。

迁延活动期

❶ **湿痹稽留型**：急性期不愈，湿热流注，关节痹阻，红肿胀痛，痛风石、尿结石生成。中医治则是清化湿热，活血散结。

❷ **脾胃虚弱型**：脾虚运化湿浊功能减弱，代谢产物蓄积不化，湿浊流注关节郁久化瘀，湿瘀相合是痛风高尿酸血症的病理基础，所以，尿酸高而不降，有痛风石，关节肿胀活动不利。中医治则是补脾

益气，化痰除湿。

❸ **瘀血型**：病久迁延，关节畸形僵硬，有痛风石。中医治则是化痰祛瘀，搜风通络。

间歇期

❶ **脾虚湿滞型**：症状缓解，但血尿酸仍明显高于正常值，此时要继续治疗。中医治则是益气健脾，泄浊化瘀。

❷ **正虚邪恋型**：关节炎症和体征已经消失，血尿酸仍增高，神疲乏力，反复感冒，舌淡苔白，脉细弱或濡弱。中医治则是补气养血，舒筋通络。

❸ **脾肾不足型**：痛风诸症缓解，但仍腰酸膝冷，畏寒水肿。中医治则是健脾护肾，祛湿扶正，巩固疗效。

以上是中医对痛风辨证分型的三个病期13个类型。

治顽固痛风要祛风活血

中医有句话叫"祛风先活血，活血风自灭"，因此，治疗痛风就应当选用具有祛风、凉血、止痛、强筋作用的药物。秋水仙碱问世已近200年，确实是缓解痛风急性发作的特效药。但此药一般在使用数小时后才起效，延迟用药未必奏效，且有一定的不良反应，并无降低尿酸的作用，所以只能"治标"，不能"治本"，只用于急性期。过了急性期，就要考虑治本：川牛膝30克，白芍15克，甘草10克，赤芍15克。早晚煎服。煎药的时候，先用水把药泡上半小时，再加上300毫升水，放在火上煎40分钟左右，最后把火调小再煎15分钟就行了。

痛风多是由于热血遇冷导致的经络瘀阻所致。药方中的赤芍可以凉血、活血，白芍和甘草可以止痛，而川牛膝可以补肝肾、强筋骨。可以说，这个方子治痛风的效果特别快。另外，痛风是一种相当顽固的疾病，因此，药一定要坚持吃上一段时间。患过痛风的人都知道，这类人的饮食要求非常严格，尤其是对肉类，因为大部分肉类都含有诱使痛风发作的嘌呤，所以当痛风患者血尿酸超过535微摩尔/升的红色警戒线时，应忌吃高嘌呤食物，如动物内脏、海鲜、羊肉、贝壳类等。经常饮酒不仅增加嘌呤的合成，而且使血乳酸增高，阻碍尿酸在肾脏的排泄。

另外，治疗痛风要以人为本，在服用降尿酸药使血尿酸低于416微摩尔/升后，可适当放宽饮食的限制，痛风的朋友如果想吃肉了，可以先将肉用水煮上一遍，然后把汤倒掉，再进一步配菜烹调，这样就能食用了。

 ## 治疗痛风的4大误区

误区一 擅自加大药物剂量

血尿酸升高是痛风发作的关键因素，这使许多患者误认为迅速将血尿酸水平降低就可避免痛风发作。为此，一些患者擅自将药物剂量加大，期望血尿酸可以在短期内降至较低水平。

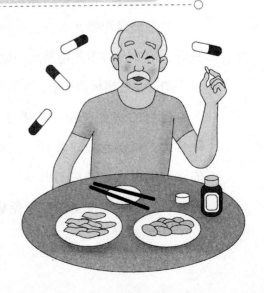

其实，这样做往往会适得其反。因为当较高水平的血尿酸快速降低时，一方面可以使已经沉积在关节及其周围组织的不溶性尿酸盐结晶脱落，另一方面可以使血尿酸在关节腔内沉积，从而导致急性痛风性关节炎发作。为此，许多临床医生建议患者缓慢降低血尿酸水平。必要时，患者可在医生指导下，联合使用降尿酸药物和秋水仙碱或非甾体消炎药，以防引发急性痛风性关节炎。

误区二 仅在急性发作期治疗

在急性发作期，患者由于出现了难以忍受的关节疼痛，往往会去医院就诊，而一旦关节疼痛好转之后，患者就自认为病已经"好"了，不需要再看医生，也不需要再治疗。

事实上，痛风治疗分为急性发作期治疗和慢性维持期治疗，其防治关键在于慢性维持期治疗，包括合理饮食、适当运动、关节保护，以及必要时使用降尿酸药物，以使血尿酸控制在一定水平，避免痛风性关节炎再次发作。因此，即使关节疼痛好转，痛风患者仍需要定期到医院就诊随访。

误区三 不懂非药物治疗的重要性

许多痛风患者认为，自己一直在使用降尿酸药，血尿酸控制得还可以，因此在服用药物期间，他们既不控制饮食，也不运动。很多患者不知道，在痛风治疗中，非药物治疗是至关重要的。

适当的饮食控制非常重要，患者应避免短期内大量进食高嘌呤食物，以防止血尿酸水平急剧增高，引起痛风急性发作。而适当的运动能促进关节局部血液循环，避免关节局部血尿酸溶解饱和度降低，在一定程度上可以避免痛风再次发作。在临床上，经常可以看到许多患者血尿酸水平并不是很高，但是由于平时缺乏运动，一旦关节部位受凉或受伤了，就可诱发痛风。对此，专家反复强调，在药物治疗的同时，痛风患者还要重视饮食、运动以及生活习惯的改变。

误区四　害怕药物不良反应，拒绝用药

在临床上，许多患者认为药物不良反应大，因此不愿长期接受药物治疗。一些患者则采取所谓的"饮食控制"疗法，企图通过单纯的饮食控制，达到降低血尿酸水平的目的。

控制血尿酸水平是防止痛风的关键因素。人体内70%～80%的尿酸是自体产生，只有20%～30%来源于饮食等外来因素。对于血尿酸水平较高的患者，单纯通过饮食等其他非药物治疗，往往难以使血尿酸降低到理想水平，大都需要应用药物进行治疗。

害怕药物不良反应

任何一种药物都有不良反应，但是对于降尿酸药物来讲，只要应用适当，不良反应还是很小的，患者不必过分紧张。

总之，只要病人坚持合理治疗，就能控制好血尿酸水平，很好地控制痛风发作，避免并发症发生。

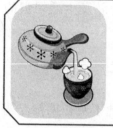

第二节

中医治疗方法

中医治疗痛风的方法，会根据不同发病时期有一定的变化：因人、因病施药，即根据不同痛风病人的病因、病位、病性分别使用精心组方的系列中药，修复因免疫功能紊乱导致的肌纤维损伤和坏死，抑制结缔组织增生、纤维化，改善关节血液循环，增强骨细胞代谢，抗血管内膜增生，增强机体免疫力。

 中医治疗痛风的主要方法

一是清热泄浊法。适用于湿热阻络证。方用清热泄浊汤加味：防己、蚕砂、栀子、苡仁、连翘、赤小豆、土茯苓、地龙、忍冬藤各10克，车前子15克，上肢痛加秦艽、桑枝，下肢痛加牛膝、威灵仙等。

二是活血化瘀法。适用于瘀血阻络证。方用桃红饮加味：桃仁、红花、当归、川芎、赤芍、地龙、白芥子、威灵仙、乌梢蛇各10克，穿山甲6克，全蝎3克。

三是温补脾肾法。适用于痛风性关节炎间歇期或无症状。方用金匮肾气丸加味：熟地、怀山药、山茱萸、茯苓、泽泻、菟丝子、牛膝、附片、土茯苓各10克，肉桂粉3克。

中医的辨证分型治疗法

这里介绍几种常见的痛风类型的中医疗法。

湿热痹阻型

此类型的痛风主要症状有关节红肿热痛，肿胀疼痛剧烈，筋脉拘急，手不可近，更难下床活动，日轻夜重，舌红，苔黄，脉滑数。痛风的中医治疗方法：治以清热除湿，活血通络。宣痹汤加减。防己、杏仁、连翘、蚕砂、赤小豆、姜黄、秦艽各10克，滑石、海桐皮、灵仙、萆薢、泽泻各15克，山栀、半夏各6克，薏苡仁、土茯苓各30克，虎杖20克。

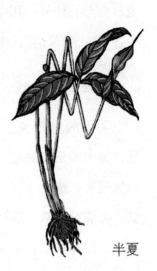
半夏

寒湿痹阻型

寒湿痹阻型痛风的症状主要有肢体关节疼痛剧烈，红肿不堪，得热则减，关节屈伸不利，局部有冷感，舌淡红，苔白，脉弦紧。痛风的中医治疗方法：温经散寒，祛风化湿。治以乌头汤加减。川乌头、麻黄各6克，黄芪20克，炒白芍、鸡血藤、当归、生苡仁、萆薢各15克，甘草9克，桂枝5克，细辛3克，土茯苓30克，生姜3片。

肝肾亏虚型

痛风日久，关节肿胀畸形，不可屈伸，重者疼痛，腰膝酸软，肢体活动不便，遇劳遇冷加重，时有低热，畏寒喜暖，舌淡，苔薄白，脉沉细数或沉细无力。痛风的中医治疗方法：补益肝肾，除湿通络。治以独活寄生汤加减。独活、防风、川芎各10克，秦艽、当归、生地、白芍、杜仲、川牛膝、茯苓、鸡血藤各15克，细辛3克，肉桂、人参各5克，甘草6克，寄生20克。

脾虚湿阻型

关节酸楚沉重、疼痛部位不移，关节畸形、僵硬，有痛风石，自觉气短，纳呆不饥，舌淡红苔白腻，脉濡而小数。痛风的中医治疗方法：健脾祛湿，泄浊通络。运脾渗湿汤（经验方）加减。萆薢、白术、川牛膝、石韦各20克，猪苓、

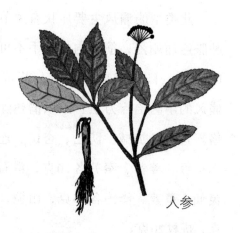

人参

滑石、桃仁各15克，瞿麦、萹蓄、车前子（包煎）、熟大黄、红花、穿山甲、当归各10克，桂枝5克，生薏米30克，土茯苓50克。

上述方药均水煎服，每日2次，早晚温服。

中医三联疗法

中医三联疗法从病根入手，因症施治，因人制宜，采用体质、药物、手术、饮食、心理、运动等疗法对疾病进行全面治疗。中医三联疗法治疗痛风的特点可以概括为：根据患者的症候、病情特点，因地、因时、因人治疗，体现了个体化治疗的特点；中药药效温和而持久，毒不良反应较少，患者接受长程治疗的耐受性较好；运动疗法可

以改善患者的身体状况，增强体质，延缓病情发展；手术治疗改善骨质结构，提升患者生活质量。由于综合疗法采用多靶点三联疗法，疗效好，不良反应小，深受痛风患者好评。

 ## 中医四联修复激活疗法

中医四联修复激活疗法采用的治疗手段是从发病源彻底根治痛风的真正疗法。中医四联修复激活疗法已获得加拿大、美国、德国、法国、英国、日本等亚欧美国家专利，使用对人的身体无任何不良反应的中药。临床326803例患者实践治疗表明，在治疗中和治愈后都无任何不良反应，愈后随访3～5年无复发现象，治愈率达到99.63%。

中医四联修复激活疗法治疗痛风四步走：

[第一步]

脱酸。所用药物内含优离尔脱酸酶进入人体后，迅速与尿酸分子结合，使尿酸石结晶分子脱酸降解，转为易溶于水的小分子有机物，使凝结在关节周围滑囊液中，循环系统大血管内壁，肾脏的尿酸盐结晶（即尿酸性肾结石），溶解、变小、消失，活性分子进入血液循环。

[第二步]

降酸。所用药物中有效成分高效嘌呤阻酸醇进入人体，通过竞争性抑制黄嘌呤的生成，阻止它转化为尿酸，从而达到阻止新的尿酸生成，降低体内尿酸含量的目的。

[第三步]

排酸。通过脱酸疗法后，血液里的尿酸浓度会升高，药物的有效成分血红排酸蛋白可以促进肾小球对人体内尿酸的过滤作用，显著增加尿酸代谢率，达到排泄大量尿酸，避免尿酸在人体内再次积累。

第四步

护肾。在前面的治疗中，尿酸大量通过肾脏排泄，增加肾脏负担，所以护肾异常重要。药物中所含冬虫夏草能很好解决这个问题，可修复肾脏受损细胞，提高抵抗力，可帮助肾脏恢复自主排尿酸功能。

病例

　　某患者患痛风性关节炎5年。于5年前突然出现双脚大拇指肿胀疼痛，夜间加重，难以入睡，白天缓解，还伴有发热，全身无力，查：白细胞、中性粒细胞高于正常，血尿酸达700微摩尔/升，根据症状及检查诊断为痛风性关节炎急性期，经口服别嘌醇、秋水仙碱后症状缓解。以后每遇饮酒、劳累后症状发作，自己服用一些药物可控制，但近一年来服用上述药物效果欠佳，双脚其余四趾也出现肿胀疼痛，严重时肿胀可达小腿。最近在一次吃火锅后，症状发作，疼痛难忍，口服药物难以缓解，经朋友介绍到医院就诊，接受中医四联修复激活疗法的治疗，药效直达病灶，活血化瘀，消肿止痛，治疗10天疼痛肿胀消失，后又坚持巩固一个月，半年多症状没有出现反复，各项检查指标也都恢复正常。

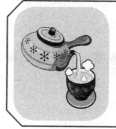

第三节

中医治疗药方

通常中医治疗痛风是辨证论治，如脾胃不足型可以服用加味四妙汤等，正虚邪恋型服用三痹汤等，脾虚湿滞型服用尿酸平降剂方，此外，还有其他单方、偏方、验方等。

 脾肾不足型方

治以健脾护肾，祛湿扶正，巩固疗效。

方1 四妙汤。黄柏、苍术、薏苡仁各15克，牛膝10克，土茯苓15克，生地黄20克，生石膏35克，浙贝15克，野菊花20克，穿山甲15克。

方2 牡丹藤1500克，牛膝30克，钻地风60克，五加皮、红糖、红枣各250克，烧酒5000毫升，密封1个月。每次30毫升，日3次服，有活血祛风、通络止痛之效。

方3 ▶ 鲜五色梅根10～20克，青壳鸭蛋1枚，和水酒（各半）适量，炖1小时服用，有活血止痛之效。

方4 ▶ 凌霄花根（紫葳根）6～10克，浸酒或以酒煎服，有活血止痛之功。

方5 ▶ 红花、白芷、防风各15克，威灵仙10克，酒煎服，有活血祛风之功，主痛风历节，四肢疼痛。

正虚邪恋型方

关节炎症和体征已经消失，血尿酸仍增高，神疲乏力，反复感冒，治以补气养血，舒筋通络。

方1 ▶ 三痹汤。川续断、杜仲（去皮；切，姜汁炒）、防风、桂心、细辛、人参、白茯苓、当归、白芍药、甘草各30克，秦艽、生地黄、川芎、川独活各15克，黄芪、川牛膝各30克。

方2 ▶ 虎刺鲜根或花30克（干根10～15克），煎汁用酒冲服，有清热通络之效。

方3 ▶ 钩藤根250克，加烧酒适量，浸1天后分3天服完，有理气活血止痛之功。

方4 珍珠莲根（或藤）、钻地风根、毛竹根、牛膝各30~60克，丹参30~120克，水煎服，兑黄酒，早晚空腹服，有祛风活血、通络止痛之功，主治慢性痛风。

脾虚湿滞型方

症状缓解，但血尿酸仍然明显高于正常值，此时要继续治疗。治以益气健脾，泄浊化瘀。

方1 尿酸平降剂方。土茯苓、忍冬藤、滑石粉、生薏苡仁各30克，泽泻、丹皮、当归、赤芍、黄柏、川芎、防己各10克，苍术15克，半夏12克，党参20克。

方2 苍术15克，黄柏15克，蚕砂12克，木瓜10克，牛膝6克，丹参15克，白芍12克，桑枝12克，五灵脂9克，元胡15克，路路通15克，槟榔10克，茯苓15克，升麻3克，甘草3克，有祛风除湿、活血通络之功。

方3 黄柏6克，威灵仙6克，苍术10克，陈皮6克，芍药3克，甘草10克，羌活6克，共为末服，有清热除湿、活血通络之功，主湿热型痛风。

方4 党参、白术、熟地黄各60克，山药、海浮石各30克，黄柏60

克，锁阳15克，南星、龟板各30克，干姜灰15克，共为末，粥糊为丸，每次9克，日3次，主补脾益肾、化痰散结，治气血两虚，痰浊痛风。

 ## 霍氏痛风灵

霍氏痛风灵源自贵州苗岭山区广为流传的一种痛风病灵方霍氏五子方。经高科技提纯后为凝胶喷剂，呈棕红色半透明状态。这种凝胶体止痛效果是普通秋水仙碱的10倍，降酸、溶石效果是别嘌醇的7倍。专家组将其命名为"霍氏痛风灵"。

痛风间歇期通过补充碱化酶来降低血尿酸，28天为一个调理周期。第一个周期患者需每天涂抹患处2～3次，以便体内碱化酶积累到一定浓度，这时会发现小便由黄浊变清，腥臭味也变淡了；进入第二周期后可以逐渐减少用量，即使每天只抹一次，大部分偏高的血尿酸值也可降低50～100。一般的痛风患者使用3～5个周期，可将体液调整成健康的碱性，并维持血尿酸正常值，痛风不再发作。

将这种凝胶抹到痛风关节处，最快只要几分钟，剧烈疼痛瞬间消退，关节胀痛缓解、消除，患者普遍反映病灶清凉，舒适。因为它对急性发作期有惊人的止疼效果好，现在很多痛风患者都买霍氏痛风灵回家放着准备"救急"。而痛风灵的发明人上海中医药大学的中药博士魏莉则告诉患者，这种使用方法并不科学。

治好痛风要从源头抓起，即减少尿酸的产生。霍氏痛风灵独含的特异生物碱化酶，能抑制XO的活性，从而阻止尿酸的生成。因此，痛风患者须坚持按3～5个调理周期进行治疗，不可半途而废。

其他单方、偏方、验方

方1 车前子（布包）30克，加水500毫升，浸泡30分钟后煮沸，频服代茶饮，每日1剂，适用于各型痛风患者。

方2 桑枝500克，络石藤200克，忍冬藤、鸡血藤、海桐皮各60克，豨莶草、海风藤各100克，煎水沐浴，治关节红肿热痛的急性痛风性关节炎。

方3 苦瓜柚子茶。白色苦瓜8条，苹果2个，葡萄柚1个，榨汁当茶水服用。

方4 ### 苍术赤虎汤（名医验方）

苍术9克，野赤豆、虎杖各15克，独活9克，桑寄生、紫丹参、臭梧桐、汉防己各12克，黄柏9克，晚蚕砂、冰球子各12克，土茯苓30克，丝瓜络6克，生甘草4.5克。

【制法】先将上药用水浸泡30分钟，再煎煮30分钟，每剂煎2次，将2次煎出的药液混合。每日1剂，早晚2次分服。适合痛风性关节炎。

【验案举例】黄××，男，62岁，痛风病缠绵十余载，关节红肿游走疼痛，每月发作3~4次，发时脚拇趾关节处红肿，持续时间较长，化验尿酸7.5毫克，苔腻，脉滑数。证属风湿入络，痹阻关节，营卫失宣，治以祛风通络，和营清热。予苍术赤虎汤服用2周后，病情缓解。原方去黄柏、丝瓜络，加地龙、赤芍、白芍各9克，并嘱辅以慈姑片佐餐食疗，又服月余，关节肿痛已基本消除，血尿酸降至5毫克。随访2年余，未再复发。

方5 ▶ 许学士痛风方

大川乌2个（去皮烘燥研末），黑豆21粒（炒），全虫21枚（水洗），地龙15克（焙干去泥），麝香0.75克。

【方法】共为细末，粉糊丸如绿豆大，每次10丸，温酒送下。

【疗效】历节诸风走痛，甚效。

方6 ▶ 痛风定痛汤

金钱草30克，泽泻、车前子各10克，海藻15克，生石膏30克，知母、赤芍、黄柏各10克，生地15克，防己、地龙各10克。

【用法】每天1剂，粗粉水煎，分2次服；2周为1个疗程。

【疗效】用上方治疗痛风患者673例，经用药2～5个疗程后，其中，治愈者597例，显效者74例，无效者2例，愈后者经随访3年，均未复发。

【验案举例】邹某，男，52岁。手脚关节红肿剧烈疼痛，反复发作10余年，每次吃

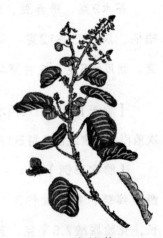

金钱草

海鲜喝啤酒后加重。经检查诊断为高尿酸血症，及由此引起的痛风性急性关节炎反复发作。用此方服1个疗程症减，连服4个疗程，告愈。随访3年未复发。

方7▶ 民间验方

【处方】黄芪50克，附子、制半夏、羌活、白芍、仙灵脾、萆薢、当归、枣仁、茯苓各9克，防风、细辛、独活、肉桂、炙甘草各6克，川芎4.5克。

【用法】水煎，日1剂，服3次。

【疗效】服药1个月，可获痊愈。

【处方】当归、白芍、甘草各60克，白花蛇30克，蜈蚣、细辛各20克，白酒2000毫升。

【用法】药研细，布包浸酒内10天，每服30毫升，日2次，25天为1个疗程。每疗程间歇5天。

【疗效】用药1~2个疗程，有效率达100%。

方8▶ 民间验方

用马蹄、薏米、土茯苓、白茅根各30克煲水代茶喝，这对治疗痛风具有良好的疗效。而鲜茅根、威灵仙根、虎杖根、半枝莲、生地、伸筋草、青皮、五加皮、益母草等中草药对关节炎急性发作也同样有不错的功效。

方9 ▶ 十八味党参丸

主要是由党参、草乌、决明子、黄葵子、川贝、诃子、手掌参、毛诃子、乳香、麝香、安息香、儿茶、鸭嘴花、余甘子、木香等药组成，其功能是消炎止痛、杀虫、愈疮疡、除黄水。适用于痹病、足肿、肢体关节红肿疼痛、伸屈不利、湿疹等。

每日口服2～3次，餐后5～10分钟服用，每次1～2克，温开水送服。一般1个月为1个疗程。服用期间忌酸性、陈旧、酒类、海鲜以及各种生、冷食物。在平时生活起居方面应注意避免潮湿、阴冷的环境下居住或坐卧，同时防止着凉并预防感冒。

该疾病分为龙型、赤巴型、血型及培血型痛风4种，治疗时除了十八味党参丸，还应各自加用一些药物。龙型痛风，是颤闪疼痛、肿胀，有青紫斑点，治疗时应加用降隆调隆的药物，如午饭后加服1次三十五味沉香丸；赤巴型痛风是发热红肿、按触时痛不可忍，应在中午服用1次五味宽筋藤散汤；血型痛风是皮呈棕色、糜烂，应在中午服用十八味降香丸；培血型痛风是发痒、沉重、无知觉，可在早上服用石榴健胃散或石榴日轮丸，治疗2～3个疗程，多能取得较好的效果。

方10 ▶ 当归独活酒

独活60克，大豆500克，当归10克，白酒1000毫升。将独活去芦头后，与当归同捣碎，置于净器中，以白酒浸泡一宿后，将大豆炒至青烟出锅，投入酒中密封，候冷，去渣备用。每日3次，每次温饮10毫升。

方11 ▶ 独活人参酒

独活45克，白藓皮15克，羌活30克，人参20克，酒适量。将独活、羌活分别去芦头，上4味药捣为粗末备用。每用10克药末，同水7分，酒3分，煎至7分，去渣温服，不拘时候。

方12 ▶ 僵蚕豆淋酒

黑豆、僵蚕各250克，白酒1000毫升。将黑豆炒焦，以酒淋之，绞去渣，贮于净器中，将僵蚕也投入净器中，以酒浸泡之。经5日去渣备用。不拘时候，每次温服1小杯。再次化验最好间隔两周左右再做。

方13 ▶ 苏打水，赶走尿酸好帮手

对于痛风患者而言，由于体内尿酸高，需要控制高嘌呤食物的摄入量（如啤酒、海鲜、动物内脏、肉汤等）。除此之外，碱化尿液，促进尿酸排泄也很重要。碱化尿液主要有两个办法，一是多吃蔬菜、水果等碱性食物，二是直接摄入碱性的小苏打。

在临床工作中，内分泌科医生给痛风或高尿酸血症患者的处方，一般都含有小苏打片。喝苏打水可以起到同样或类似的效果。

普通人选择喝苏打水也是非常有益的。进食含大量嘌呤的食物后，喝苏打水很有好处。就算没有吃含大量嘌呤的食物，喝一些苏打水也有益无害。因为碳酸氢钠对人体完全无害，所以，可以随意将它当水一样饮用。

自制苏打水。先去超市购买小苏打粉。尽管名称是苏打水，使用的却是小苏打而不是苏打，因此购买时，要注意认清产品成分是碳酸氢钠，而不是碳酸钠，后者称为"苏打"。取2~3克（一小勺）小苏打放于空矿泉水瓶中，然后加满凉开水或纯净水（500毫升左右），溶解摇匀后即可饮用。为了起泡并改善口感，可加入少量食用柠檬酸（也可用白醋代替），密封摇匀，以使二氧化碳溶解在水中。每天喝一瓶，可以分几次喝，每次喝完后盖好盖子。

方14 治疗痛风验方

苍术，何首乌。此病尿酸生成过多或排泄过少，形成了高尿酸血症，中医认为脾肾失调为其因，尿酸生成过多责之于脾，脾虚运化失职，湿浊内生；尿酸排泄过少责之于肾，肾虚分清泌浊功能减退。苍术可以健脾燥湿，助运化，散脾精，用治脾虚；何首乌可以益肾添精，防利湿伤阴，活血伤血，用于补肾。然而此病既然已经形成，着重补法早已不及，且易留邪，只能以不腻不偏之品添加于清利药中，求利中寓补。

土茯苓，草薢。此病治疗以清热、解毒、利湿、通络为主线，此2药可以利湿，泻化浊毒，通利关节，排尿酸，多与秦皮、泽泻、蝼蛄、金钱草为伍，同时金钱草可以防治结石。

豨莶草。急性发作期，证见红肿热痛，当属热痹，首选豨莶草，它祛风

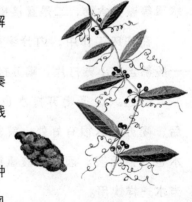

土茯苓

除湿，凉血解毒，活血通络，对湿热毒瘀等邪兼顾，是一味难得的良药。

地龙。此病湿热毒邪性偏黏滞，易相互交混，入血则如胶似漆，日久凝聚痰瘀，沉积于关节等处，使关节僵硬，甚至变形。地龙善于活血通络利关节，清化血中浊瘀之邪，常以土鳖虫、益母草等为伍，以通之，化之，搜剔之。

白僵蚕，白芥子。痰瘀为病，可见皮下结节痛风石，甚至溃破流出膏脂状渗液，这些符合痰的特性，最宜用白僵蚕。白芥子，它们善于散结通络，能搜剔，消顽痰，尤其针对此病经络之痰，共为首选。

虫草双降茶

虫草双降茶是茶不是药，痛风茶最大的特点就是安全无不良反应，可长期当日常茶饮用，但其不足是降尿酸作用没有药物快，喝虫草双降茶尿酸平均每个月可以下降50左右，因此建议痛风患者当尿酸值在550以上的时候配合药物进行痛风的治疗，每天两袋，每袋冲水4~6次，喝到基本无味后换下一包继续喝，每日总水量应不少于2000毫升，反复泡饮；当尿酸降到550以下后为避免药物的不良反应，可停药单服本品，每天两袋；当尿酸值控制在正常范围416以下后完全可以每日一袋预防性服用。如遇宴席或吃了忌口的食物时，请在餐前及餐后喝上一杯，以便在体内一定时间内形成"弱碱环境"，入口食物不易产生嘌呤，中和人体尿酸浓度，将当天产生的尿酸当天排。虫草双降茶特别添加具有护肾功能的虫草，具有降血脂的功能的丹参、山楂、绞股蓝、泽泻，是按GMP标准制成的浓缩茶剂，其全部选用药食同源的天然草本植物，有与药物一样的痛风治疗降尿酸效果，与食品一样安全，是痛风、高尿酸人群的专供保健药茶。

 ## 复贝兹降酸茶

复贝兹降酸茶从绞股蓝、东革阿里、车前子、葛根、冬虫夏草等草本植物中，提取多种天然成分，真正从以下6个环节出发，协同作用，达到一边护肾一边排酸的目的。适用于痛风、高尿酸人群。

❶**逆转嘌呤**：复贝兹降酸茶中的绞股蓝和冬虫夏草成分可以从正反两个方向调节人体内的嘌呤代谢：分别提高嘌呤合成酶和嘌呤抑制酶的数量和活性。体内减少了嘌呤的合成，有效抑制高尿酸。

❷**碱化尿液**：复贝兹降酸茶含多种植物碱性成分，以茶饮的形式进入血液，中和血液中的碱性物质，以尿液的形式代谢排出，特别是能够提高血液及尿液的pH值，将沉积在关节、软组织处的尿酸盐结晶中和、溶解、排出，实验表明，喝复贝兹降酸茶可提高30%以上的尿酸排出率。

❸**降脂活血**：复贝兹降酸茶所含的葛根、绞股蓝成分，能够活血化瘀，降低血脂，使血液黏稠度下降，消除血管壁脂肪沉积，使人气血畅通、活力十足，提高人体代谢尿酸效率。

❹**排泄尿酸**：复贝兹降酸茶中车前子等成分，具有较强的利尿作用，通过增加小便量，刺激口渴而多饮水，促进尿酸排泄；研究表明该组方中的活性成分具有表面活性剂样作用（类似于洗洁精），能清洗肾脏中尿酸盐积"垢"，增加肾脏滤出尿酸的能力，使肾脏处于洁净、年轻状态。

❺**清毒溶石**：复贝兹降酸茶从整体出发，清除体内气血之瘀滞、活全身关节之经络、清热、除湿、解毒，逐步溶解体内沉积在关节、组织上的尿酸盐结晶，温和地析回血液中，通过尿液排出体外。

❻**修复关节**：复贝兹降酸茶可疏通脉络，增加人体血液供应，平衡并增强人体免疫系统，吸附血液和病变组织中变异的免疫复合物，完全清除病患部位疼痛、肿胀、晨僵等症状，打造防护屏障，有效遏止关节病变加重。

服用方法：每日2次，每次取1袋放入杯中，用开水冲泡饮。

外搽药酒方

❶**百通佳擦剂（又名痛风灵酊）**：该药剂是从十多种名贵中草药中提取其精华制成的外用药（忌口服），无不良反应。主要是用于痛风急性发作期快速消除疼痛，效果非常显著。

【**用法用量**】润湿纱布敷于患处，连续湿敷3～5小时，最好中途不要间断。不发作时可按1：100的比例加水泡脚，以减少和预防痛风发作的次数。

【**功效**】在发作前使用可迅速抑制症状发展；在发作时使用可马上消肿止痛；在不发作时使用可减少和预防发作。

❷**搽药酒方**：伸筋草12克，透骨草12克，川桂枝9克，羌活12克，独活12克，川乌9克，草乌9克，全当归12克，紫草9克，红花9克，桑枝9克，虎杖9克，络石藤9克，地鳖虫6克。以上诸药，用高粱酒1.5升浸泡，约1周后外用。用法：先以热水洗患处，后用此酒轻擦患处，每次10分钟，每日2～3次。

❸**黄药**：干燥象皮粉1克，蜂蜜300克，冷开水100毫升，三者混合搅匀后备用。用法：将黄药涂于发炎关节表面，每2小时1次。用药期间患部禁止过多活动，禁入冷水。

❹**当归散**：防风、当归、藁本、独活、荆芥穗、牡荆叶各30克。上药为粗末，盐120克同炒热，袋盛熨之，冷则易。用法：热敷患处。

泡脚中药方

方1 羌活、防风、地鳖虫、木瓜、伸筋草、川芎、炒艾叶、当归、地龙、五加皮各30克。水煎取汁泡脚。每日两次，每次20~30分钟。

方2 桃仁、桂枝、红花各10克，生地20克，丹皮12克，怀牛膝、忍冬藤各30克，络石藤15克。上药一起水煎取汁，每晚临睡前泡脚20~30分钟。

方3 王不留行40克，大黄、海桐皮各30克，红花15克，马钱子、生半夏、艾叶各20克，葱须3根。上药水煎取汁2000毫升泡脚，每日2次，每日1剂，7天为1个疗程。

以上诸方，患者可根据自身情况，在医师指导下用药，不可乱用。

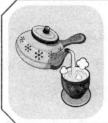

第四节

中西医结合疗法

中西医结合治疗痛风性关节炎效果最好，如急性期，应以西医治疗为主，同时以中药外辅，间歇期，可口服中药痛风清胶囊。此外，还可以进行无创穴位免疫介入法。

 ## 中西医结合治疗痛风性关节炎

痛风性关节炎是常见的疾病，其不同的发病期治疗方法不一样。而中西医结合治疗痛风性关节炎效果最好。

急性期

对急性发作的关节红、肿、热、痛，我们以西医治疗为主，应用0.9%生理盐水350毫升，加入5%碳酸氢钠150毫升，地塞米松10毫克，每日1次静点，口服利尿药氯噻酮、依他尼酸、呋塞米、吡嗪酰胺等，症状消失后地塞米松用量减半，继续应用1次后停药。多饮水。

同时红肿关节处辅以外敷以血竭、川芎、白芍、小牛角为主药的消炎镇痛散，每日2次。对疼痛剧烈的同时加服秋水仙碱1.0毫克，1日3

次或非甾体消炎药物（如布洛芬、尼美舒利、双氯芬酸等）。

间歇期

不用西药，口服中药痛风清胶囊，1次6克，1日2次，连服2周后改为1日1次，服用1个月后改为隔日1次预防用药。痛风清胶囊由防己、黄芪、白术为主，配以青陈皮、独活、生苡仁、茯苓、车前子、黄柏、泽泻、威灵仙、苍术、金银花、桂枝、补骨脂、肉苁蓉、骨碎补、秦艽等组成。诸药研末装入胶囊。

同时还要注意饮食调节。为了能尽快治愈痛风，希望患者在治疗时一定要注意禁忌相关问题。尽量少食辛辣、海鲜、动物内脏、肉汤等食物，禁酒尤其是啤酒。

 ## 无创穴位免疫介入法

无创穴位免疫介入疗法从导致痛风反复发作和高尿酸的病根入手，以养肾、护肾和调节酸碱平衡为组方原则，运用介入治疗理论，将用高科技手段提取20余味名贵中药材料为配伍，在发生病变的穴位打通经络，激发经络穴位后，在GE美国通用技术熏蒸舱的作用下，熏蒸渗透和药物活血双重作用，清热利湿，消肿止痛，活血通络，去浊开凝，能彻底纠正肾脏对血尿酸的排泄障碍，调节体内代谢和酸碱平衡，从源头降酸，起到免疫并真正意义上防止复发，做到"斩草除根"的突破。

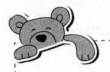

无创穴位免疫介入疗法治疗痛风从四个方面入手：

❶ 终止关节炎发作，防止关节炎的发生。改善关节组织代谢，使受损害或病变组织迅速恢复功能，消除关节肿胀，防止关节炎的发生。

❷ 纠正高尿酸血症。准确补充肝脏的转移酶，有效纠正嘌呤代谢紊乱，快速分解血液中的尿酸，平衡血液浓度，改善病灶，验证机体微循环逐步恢复，血流加快，从根本上解决高尿酸。

❸ 防止尿酸沉积于肾脏、关节等引起的并发症。将多余的嘌呤苷酸分解成二氧化碳和水，防止再次沉积彻底清除，有效预防高血压、糖尿病、尿结石、肾衰竭等并发症。

❹ 防止尿酸的肾结石形成。临床观察：无创穴位免疫介入疗法大部分患者3～5天即可消炎、止痛、退热；7～15天能迅速清除组织关节中沉积的尿酸盐结晶，清除血液中漂浮的尿酸；服药20天后能有效控制尿酸在体内的浓度，恢复代谢功能的正常；2～3个疗程即可达到临床治愈。治愈后90%以上没有出现复发。

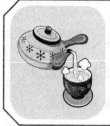

第五节

西医对痛风的常规治疗

西药治疗目的在于：❶用抗炎药物终止急性发作；❷每天预防性应用秋水仙碱以防止反复急性发作（若发作频繁）；❸通过降低体液内尿酸盐浓度，预防单钠尿酸盐结晶进一步沉积和消除已经存在的痛风石。预防性保护措施应针对两个方面，即防止骨关节软骨侵蚀造成的残疾和防止肾脏损伤。特殊疗法应根据本病所处不同时期及病情轻重选用。应注意治疗同时存在的高血压、高脂血症及肥胖症。

 一般处理

蛋白质摄入量，限制在1克/（千克·天）左右。不进高嘌呤食物（动物心、肝、肾，沙丁鱼等），戒酒，避免诱发因素。鼓励多饮水，使尿量在2000毫升/天以上。当尿H浓度在1000纳摩尔/升（pH值6.0以下）时，宜服碱性药物，如碳酸氢钠1～2克，3次/天，使尿H浓度维持在630.9～316.3纳摩尔/升（pH值6.2～6.5）为宜。若晨尿呈酸性时，晚上加服乙酰唑胺250毫克，可使尿保持碱性，增加尿酸溶解度，防止结石形成。同时，不应使用抑制尿酸排泄的药物，如氢氯噻嗪（双氢克尿噻）、呋塞米、乙胺丁醇、吡嗪酰胺和烟酸等。

急性关节炎期的治疗

应绝对卧床休息，抬高患肢，避免受累关节负重，一般应休息至关节痛缓解72小时后方可恢复活动。药物治疗越早越好，早期治疗可使症状迅速缓解，而延迟治疗则炎症不易控制。应尽早应用下列药物控制关节炎。

❶秋水仙碱。对控制痛风性关节炎具有显著疗效，当为首选。一般于服药后6~12小时症状减轻，24~48小时约90%以上的患者可得到缓解。常规剂量为每小时0.5毫克或每2小时给1毫克口服，直至症状缓解或出现腹泻等胃肠道不良反应或虽用至最大剂量6毫克而病情尚无改善时，则应停用。静脉注射秋水仙碱能迅速奏效，胃肠道不良反应少。用法：秋水仙碱2毫克，溶于10毫升生理盐水，缓慢注射（注射时间不短于5分钟），如病情需要，隔6小时后可再给予1毫克，一般24小时总剂量应控制在3毫克以内。但应注意：如果静脉注射时药液外漏，则可引起组织坏死，应严加防范。此外，秋水仙碱除可引起胃肠道反应外，还可导致骨髓抑制、肝细胞损害、脱发、精神抑郁、上行性麻痹、呼吸抑制等。因此，原有骨髓抑制及有肝、肾功能损害患者剂量应减半，并密切观察。血白细胞减少者禁用。

❷非甾体类抗炎镇痛药。对不能耐受秋水仙碱的患者尤为适用。由于秋水仙碱的毒性较大，而且非甾体类抗炎药具有与其相同的疗效，因而目前通常尽早给予该类药物。此类药物与秋水仙碱合用可增强止痛效果，但应在餐后服用，以减轻胃肠道反应。常用的药物有吲

哚美辛、吡罗昔康（炎痛喜康）、萘普生、布洛芬、保泰松和羟布宗等。其中以吲哚美辛应用最广。本类药物一般在开始治疗时给予接近最大剂量，以达最大限度地控制急性症状，然后，在症状缓解时逐渐减量。

吲哚美辛： 开始剂量为50毫克，每6小时1次，症状减轻后逐渐减至25毫克，2～3次/天。此药可有胃肠道刺激、水钠潴留、头晕、皮疹等不良反应，有活动性消化性溃疡症者禁用。

布洛芬： 常用剂量为0.2～0.4克，2～3次/天，通常2～3天内可控制症状，该药不良反应较小，偶可引起胃肠道反应及肝转氨酶升高，应加以注意。

保泰松或羟布宗： 初始剂量为0.2～0.4克，以后每4～6小时0.1克。症状好转后减为0.1克，3次/天。该药可引起胃炎及水钠潴留，偶有白细胞及血小板减少。有活动性溃疡病及心功能不全者忌用。

美国食品药品监督管理局（FDA）警示：所有非甾体消炎药均有潜在的心血管风险。而对于痛风患者来说，常用的非甾体类药物有：消炎痛、双氯灭痛、扶他林、奥尔芬、布洛芬、芬必得、保泰松、舒林酸。非甾体类抗炎药的作用机制是，抑制花生四烯酸代谢中环氧化酶的活性，进而抑制前列腺素的合成而达到消炎镇痛的作用。痛风病专家提醒：对于非甾体类抗炎药，短期小剂量使用不会导致心血管疾病发生，但很多患者会有恶心、呕吐、胃肠不舒服等感觉，也有部分患者出现消化性胃溃疡、消化道出血的严重反应。因此这类止痛药一定要慎用，建议痛风患者与他们的医生讨论，如何确保疗效情况下使用最小有效剂量和最短疗程。

❸ 肾上腺皮质激素和促肾上腺皮质激素（ACTH）。适用于个别十分严重、反复发作的病人，或者用于对上述药物无效或不能耐受者。促肾上腺皮质激素25毫克放入葡萄糖内静脉点滴，或40~80毫克肌内注射，或泼尼松（强的松）每日30毫克，症状控制迅速，但停药后易反跳，加用秋水仙碱0.5毫克，每日2~3次，可防止反跳。激素类药不宜长期使用。

　　萘普生（消痛灵）：非固醇类消炎止痛药，抗炎作用为保泰松的11倍，镇痛作用为阿司匹林的7倍，胃肠道反应较小，口服每天500~750毫克，分2次服用。

　　ACTH及泼尼松（强的松）：对病情严重而秋水仙碱等治疗无效时，可采用ACTH 25毫克加入葡萄糖中静脉滴注，或用40~80毫克肌内注射，此药疗效迅速，但停药后易于复发，可加用秋水仙碱0.5毫克，每日2~3次，以防止反跳。也可用己曲安奈德（肾上腺皮质激素类药）5～20毫克，注入关节炎区治疗。口服泼尼松（强的松）亦有速效，但停药容易复发，且长期服用激素易致糖尿病、高血压等并发症，因此尽量不用。

糖皮质激素： 对急性关节炎的发作具有迅速缓解作用，但停药后容易复发，且长期应用易致糖尿病、高血压等并发症，故不宜长期应用。仅对用秋水仙碱、非甾体类抗炎药治疗无效、不能耐受或有禁忌证者，可考虑短期使用。一般用泼尼松（强的松）片10毫克，3次/天。症状缓解后逐渐减量，以免复发。

❹抽吸关节和液，随后注入皮质类固醇酯也可控制痛风急性发作。根据受累关节的大小，注入强的松龙叔丁乙酯10～50毫克。ACTH（促肾上腺皮质激素）80单位单剂量肌内注射是一种非常有效的治疗方法，和静脉用秋水仙碱一样，特别适用于术后不能服药的痛风发作的病人。多关节发作时，也可短期应用泼尼松（强的松），如20～30毫克/天。偶尔需联合应用几种药物治疗痛风急性发作。

❺除特殊疗法外，还需要注意休息，大量摄入液体，防止脱水和减少尿酸盐在肾脏内的沉积。病人宜进软食。为了控制疼痛，有时需要可待因30～60毫克。夹板固定炎症部位也有帮助。降低血清尿酸盐浓度的药物，必须待急性症状完全控制之后应用。

间歇及慢性期的治疗

虽经上述治疗但症状仍不易控制、反复发作者，可用小剂量秋水仙碱维持治疗，方法：0.5～1.0毫克/天，在用药过程中应密切注意秋水仙碱对骨髓的可能抑制作用和定期复查肝、肾功能。合理应用具有抑制尿酸合成与促进尿酸排泄的药物，控制高尿酸血症，使血尿酸水平维持在360微摩尔/升以下。

这两类药物均无抗炎、止痛作用，通常依据患者的肾功能及24小时尿尿酸排泄量进行选择。如果肾功能正常、24小时尿尿酸排泄量小于3.75毫摩尔者，可选用促进尿酸排泄的药物；如肾功能减退、24小时尿尿酸排泄量大于3.75毫摩尔者，则应用抑制尿酸合成的药物。

❶ **抑制尿酸合成的药物。**主要有别嘌呤醇，为黄嘌呤氧化酶抑制剂，它可抑制黄嘌呤氧化酶，使次黄嘌呤和黄嘌呤不能氧化为尿酸。因而可迅速降低血尿酸浓度，减少痛风石及尿酸性结石的形成。若合用促进尿酸排泄的药物，可加快血尿酸水平的下降，并动员沉积在组织中的尿酸盐，溶解痛风石。常用剂量为100毫克，2～4次/天。病情

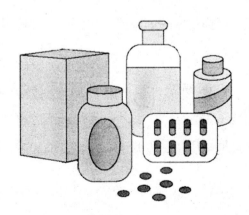

需要时可增至200毫克，3次/天。直至血尿酸浓度降至360微摩尔/升后，逐渐减量。用药初期可能会因血尿酸转移性增多而诱发急性关节炎发作，此时可加用秋水仙碱治疗。少数患者使用本药可发生过敏综合证，表现为发热、过敏性皮疹、腹痛、腹泻、白细胞和血小板减少等。应提高警惕，一般经停药和对症治疗均可恢复。个别患者可发生严重的上皮组织中毒性坏死溶解、急性脉管炎、严重的肝、肾功能损害等，甚至大面积的肝坏死，病情危重，应积极抢救治疗。通常不良反应多见于有肾功能不全者。因此，伴有肾功能损害的患者，使用剂量应酌情减少并密切观察。此外，老年患者使用此药也应谨慎。

❷ 促进尿酸排泄的药物。此类药物主要通过抑制肾小管对尿酸的重吸收，增加尿尿酸排泄而降低血尿酸水平。适用于肾功能正常、每天尿酸排泄量不高的患者。对于24小时尿尿酸排泄量大于3.57毫摩尔（600毫克）或已有尿酸性结石形成者，应用此类药有可能造成尿路梗阻或促进尿酸性结石的形成，故不宜使用。为避免用药后因尿中尿酸排泄量急剧增多而引起肾脏损害及肾结石，故应注意从小剂量开始，同时应口服碳酸氢钠3～6克/天，以碱化尿液；并多饮水，保持尿量在2000毫升/天以上。某些药物如噻嗪类利尿药、呋塞米、乙胺丁醇、吡嗪酰胺、烟酸等，可抑制尿酸的排泄，应避免同时使用。

丙磺舒（羧苯磺胺）。初始剂量为0.25克，2次/天，2周后逐渐增至0.5克，3次/天。最大剂量不应超过2克/天。约有5%的患者可发生皮疹、发热、胃肠道反应等不良反应。

磺吡酮（苯磺唑酮）。为保泰松的衍生物。其促进尿酸排泄的作用较丙磺舒强，不良反应亦相对较少。与丙磺舒合用具有协同作用。初始剂量一般为50毫克，2次/天，渐增至100毫克，3次/天，最大剂量为600毫克/天。该药对胃黏膜有刺激作用，溃疡病患者慎用。

苯溴马隆。具有较强的依他尼酸作用。常用剂量为25～100毫克，1次/天。不良反应轻微，少有皮疹、发热和胃肠道反应。

❸ **辅助疗法。**所有痛风患者都需要摄入大量液体，每日至少3升，尤其是以前患有慢性尿酸结石患者更应如此。服用碳酸氢钠或柠檬酸三钠5克，每日3次，使尿液碱化。临睡前服用乙酰唑胺50毫克，能有效碱化晨尿。注意避免尿液过碱化，因为这可能促进草酸钙结晶沉积。因为药物完全可以有效降低血清尿酸盐浓度，所以通常不需要严格限制饮食中嘌呤含量。在痛风静止期应设法减轻肥胖病人的体重。正常皮肤区域的巨大痛风石可以手术切除，其他的痛风石均应通过适当地降低血尿酸治疗缓慢解决。为使肾结石崩解可考虑使用体外超声波碎石术。

并发急性肾衰竭的治疗

由尿酸性肾病所致者，应立即给予乙酰唑胺500毫克，其后为250毫克，3次/天。同时，静脉补充足够的水分，适量滴注1.25%碳酸氢钠液。为增加尿量，可静注呋塞米40～100毫克。此外，应尽早给予别嘌醇，初始剂量为8毫克/（千克·天），3～4天减为100～300毫克/天。血尿素氮和肌酐升高显著者，可行血液透析或腹膜透析。

肾盂或输尿管尿酸性结石所致尿路梗阻也可引起急性肾衰竭，除使用别嘌醇和碱化尿液外，可先行经皮肾造口术，以缓解尿路梗阻，待病情稳定后再去除尿路结石。

 无症状高尿酸血症的治疗

各家意见不一，一般认为血尿酸盐的浓度在475～535微摩尔/升以下者不须药物治疗，但应避免过食（特别是高嘌呤饮食）、酗酒、过劳、创伤及精神紧张等诱致急性发作的因素。血尿酸过高者应予异嘌呤醇治疗。

 急性痛风性关节炎患者怎样使用抗生素

急性痛风性关节炎患者在使用抗生素时应根据症状区别对待，具体如下：

❶痛风性关节炎急性发作时，关节局部的红、肿、热、痛系由尿酸盐沉积造成的无菌性炎症，使用抗生素治疗并无作用，此时只需用

秋水仙碱治疗即可缓解。

❷ 如果关节附近有痛风石破溃，同时伴有急性关节炎发作，为了预防可能出现的细菌感染，可以酌情给予抗生素治疗。

❸ 如果关节周围的痛风石破溃后发生了化脓性细菌感染，关节周围红肿与疼痛，而不一定属于痛风性关节炎急性发作，此时必须使用抗生素治疗。

❹ 痛风患者伴有发热及细菌感染，如果只有关节炎及痛风石而确实无肾脏病变，尿常规及肾功能检查正常，则抗生素的选择及使用剂量与一般患者基本相同。

❺ 痛风患者往往存在潜在性肾脏病变，临床无明显症状体征，因此痛风患者在选择抗生素时应尽量使用没有肾毒性或肾毒性较小的抗生素制剂，如青霉素类、红霉素、螺旋霉素、林可霉素、麦迪霉素、头孢菌素类、磷霉素、小檗碱等。对肾脏有损害的抗生素，如庆大霉素、卡那霉素、链霉素、磺胺类药等，以不用为妥。

其 他

对有高血压、冠心病、肥胖症、尿路感染、肾衰竭等伴发或并发症者，须进行对症治疗。关节活动困难者须予以理疗和锻炼。痛风石溃破成瘘管者应予以手术刮除。同时要减少外源性嘌呤来源，避免食入含嘌呤的饮食如动物内脏、鱼虾类、肉类、豌豆等；防止过胖，一般不主张饮酒，提倡多饮水，保持每天尿量在2000毫升以上。

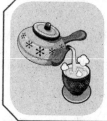

第六节

痛风并发症患者用药注意事项

痛风并发症患者用药各有侧重，不可千篇一律。有针对性地用药，有利于病情更好地恢复。那么，痛风并发高血压患者、痛风并发高脂血症患者、痛风并发冠心病患者、痛风并发肥胖症患者、痛风并发糖尿病患者在用药时各应注意哪些事项呢？

 ## 痛风并发高血压患者用药注意事项

痛风患者伴有高血压时，除治疗痛风外，还应同时积极进行降压治疗。选择降压药物时应注意降压药对高尿酸血症或痛风的影响。

❶利尿降压药。几乎所有排钾利尿药都有抑制尿酸排泄作用，长时间应用都可能抑制尿酸排泄，升高血尿酸水平，促发或加重痛风。因此，高血压患者合并高尿酸血或痛风时不宜应用此类降压药。如乙酰唑胺、噻嗪类利尿药。

❷受体阻滞药。普萘洛尔、阿替洛尔、美托洛尔、喷布洛尔或塞利洛尔可以引起血尿酸升高，亦不能使用。

❸钙通道阻滞药。如尼地平索、西尼地平、巴尼地平、硝苯地平、尼卡地平和地尔硫䓬能引起血尿酸升高，不宜使用。

❹尼群地平对血尿酸影响较小，氨氯地平和左氨氯地平对血尿酸几乎无影响，可用于高血压患者。

由于降压药的个体差异，在应用过程中应注意监测血尿酸水平。发现异常，及时停用换药。

痛风并发高脂血症患者用药注意事项

痛风患者中有75%～80%合并高脂血症。单纯依靠降血尿酸药虽可使血尿酸值降至正常，但高脂血症不会随血尿酸下降而改善。痛风合并高脂血症的治疗原则为饮食控制、合理运动。二者不能奏效时，则可使用降脂药。

降脂药物的选用依高脂血症的类型而定。

❶高甘油三酯血症是痛风患者最常见的并发症，宜选用纤维酸类药物，如吉非贝齐、非罗贝特等。

❷高胆固醇血症宜选用羟甲基戊二酸单酰辅酶A还原酶抑制剂，即他汀类，如辛伐他汀、洛伐他汀、普伐他汀等。

❸混合性高脂血症宜采用上述药物联合治疗，但一般不主张两类降脂药同时服用，因为这将大大增加药物不良反应的发生率，尤其是肝脏受损，肝酶升高及肌肉病变，如肌炎的发生率明显升高，故宜两类降脂药物周期性交换使用。

❹目前认为力平脂降血脂作用可靠，对肝脏影响极小，故可以作为首选药物。其他对肝脏不良反应较轻的降脂药尚有多烯康、藻酸双

酯钠（PSS）、苯扎贝特等，也可酌情选用。中药降脂药品种也较多，对肝脏的不良反应较小，但降脂的效果参差不齐。常用的制剂有绞股蓝总甙、月见草油丸、心血康、毛冬青片、复方丹参片、生脉饮等，均可适当服用。

痛风并发冠心病患者用药注意事项

痛风合并冠心病患者主要是积极治疗同时存在的冠心病和糖尿病，戒除烟、酒和适当的运动锻炼，并有针对性地使用扩张血管药，解除痉挛，改善血液循环，以预防和减轻冠心病和心肌梗死的发作。

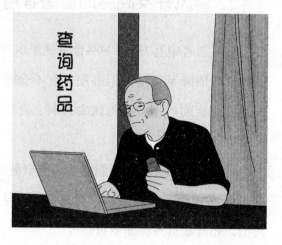

扩张血管药物可选用硝酸酯类，常用硝酸甘油和消心痛等。此类药物能有效地扩张冠状动脉，缓解血管痉挛，增加侧支循环血流，改善供血状况，同时又可扩张周围小动脉和小静脉，减少回心血量，减轻左心室前负荷及室壁张力，改善心肌血液供应。

β - 肾上腺受体阻滞剂、血管紧张素转换酶抑制剂及钙拮抗剂虽然也可扩张血管，在动脉粥样硬化及冠心病、心肌梗死治疗中常用，但因其使肾血流量减少，不利于尿酸排泄，故痛风患者应慎用或最好不用。

此外，痛风合并动脉硬化患者还可以选用中成药制剂，如复方丹参滴丸、地奥心血康等药，其扩张血管作用持久，不良反应小，便于使用。

痛风并发肥胖症患者用药注意事项

痛风并发肥胖者除了治疗痛风外，还要坚持减肥，控制肥胖。肥胖的治疗强调行为、饮食治疗为主的综合治疗方案。贵在坚持，且不能依赖减肥药品。

治疗原则包括：❶在内科医师与营养医师的指导下控制摄入的总热量，一般按每日每千克标准体重给予热量10～20千卡。❷限制脂肪与含糖食品。❸蛋白质按每日每千克标准体重1克给予。❹适当加强体力劳动和锻炼，使摄入总热量低于消耗量，但应注意循序渐进，以每月减少体重0.5～1.0千克为宜，逐渐接近标准体重。不宜快速减肥及节食，否则会使细胞崩解产生大量尿酸，易导致酮症或痛风急性发作。❺必要时可短期辅助药物治疗，但因减肥药品不良反应较多，宜谨慎。

痛风并发糖尿病患者用药注意事项

痛风合并糖尿病的治疗，也应采取综合治疗方案。饮食治疗、体力锻炼、降糖药物三者相结合，治疗措施高度个体化。具体注意事项如下：

❶降糖药物主要有口服降糖药物和胰岛素两类，应在专科医师指导下用药。各类降血糖药对血尿酸并无不良影响，一般不会引起痛风性关节炎的发作。在口服降血糖药中，第一代磺脲类药，如乙酰磺环己脲，具有降低血糖与血尿酸的双重作用，但由于其半衰期长，易蓄积而致低血糖，不良反应又较第一二代磺脲类药物多，故临床并不采用。这类药中的格列喹酮（糖适平）对尿酸影响不大，痛风伴糖尿病者可选用，格列喹酮（糖适平）30～60毫克，3次/日。

❷双胍类降糖药的主要不良反应之一是服药后体内乳酸积聚，乳酸能抑制肾脏近曲小管的尿酸分泌，使尿酸排出下降，血尿酸升高，故不宜使用。

❸胰岛素增敏剂（又称噻唑烷二酮类药，如罗格列酮等），临床上具有降糖、降压、调脂、降尿酸等多种作用，适用于代谢综合证、高尿酸血症与糖尿病患者。胰岛素是治疗各型糖尿病的良药，该药在参与体内代谢过程中，可促进嘌呤合成尿酸增加，使血尿酸增高。痛风伴发糖尿病，如必须长期用胰岛素时，必须合用降尿酸药物，以防加重痛风。

也有人认为，胰岛素可使血尿酸升高，甚至引起痛风性关节炎急性发作，但在临床实践中这种情况极少见，故痛风合并糖尿病患者只要有使用胰岛素的指征，应及时采用，以便有效地控制血糖。持续的高血糖状态，尤其是在出现酮症酸中毒及血乳酸增高的情况下，反而使肾脏排泄尿酸的能力下降，血尿酸进一步升高，甚至引起痛风性关节炎发作。

第五章

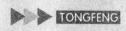 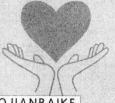

TONGFENG

JUJIATIAOYANGBAOJIANBAIKE

日常保健护理很重要

　　要想减少痛风的发作次数，日常护理尤为重要，护理不当会导致痛风发作，其疼痛感让痛风患者饱受折磨，而正确的护理可以缓解病情，帮助患者更快更有效地治疗疾病。要想有效缓解痛风的病情，痛风患者的日常护理要注意哪些方面呢？

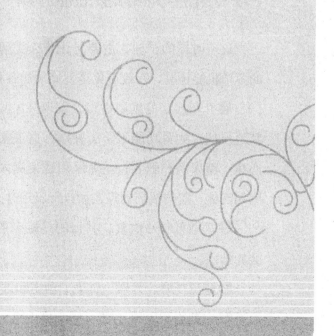

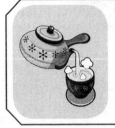

第一节
一般护理

痛风的一般护理应针对不同的病期进行护理，那么，无症状高尿酸血症时期、急性痛风性关节炎阶段、间歇性痛风阶段、痛风石阶段各应如何进行护理呢？

 无症状高尿酸血症时期护理

这一时期的护理，主要是让病人了解痛风的相关知识，查清自身的各项机能状况，有效避免诱发痛风的各种因素。

❶介绍疾病的发展过程，发现高尿酸血症时，应进一步检查有无其他疾病，如肾功能不全、肿瘤、血液疾病等。及时防治高血压、冠心病、糖尿病和肥胖；避免服用诱发高尿酸血症的药物，如利尿剂、阿司匹林、抗结核药物等，如自行服用时，请务必告知医生。

❷采取低嘌呤饮食，其目的是减少外源性尿酸生成，促进体内尿酸的排出。

❸避免受寒、劳累、感染、创伤和进食高嘌呤饮食等诱发因素。

❹定期监测尿的pH值、尿酸排出量，保持血尿酸在正常范围。

❺家族人员应及早普查，因痛风常有家族史。

急性痛风性关节炎阶段护理

这一时期的护理，主要是注意观察疼痛部位及服药后的不良反应，并尽可能帮助病人减少疼痛。

❶注意观察疼痛部位、性质和程度。

❷痛风性关节炎患者要防止关节过度活动。鼓励患者卧床或在椅子上休息。在急性期未消失前，要抬高患肢，患部不可负重，以减少病情加重的几率。已发炎的关节处保持局部休息，并可利用护架预防被褥对疼痛关节造成压迫，减轻疼痛，另给予患部抬高保持舒适。改变姿势时动作要慢且缓和，避免碰撞造成剧烈疼痛。

日常所需物品尽量放置床边，以利患者取用。日常所需用物，如茶杯、开水、叫人铃等，尽量放置床边以利患者取用，减少移动所造成的疼痛。如需下床时，则注意给予安全的支撑，如拐杖、助行器等。

急性发作时应绝对卧床休息。痛风急性发作时，局部勿施以冰敷、热敷或按摩，因皆会引起更剧烈的疼痛。

❸急性发作时可遵医嘱由空针抽出关节液，一方面可减缓患部关节的肿胀疼痛，还可将抽出液体送检。对于鉴别不清的关节炎显得尤为重要。

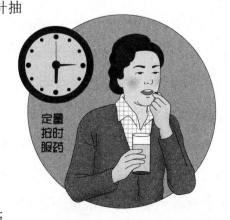

定量按时服药

❹按时服药，以抑制炎症反应，改善疼痛程度。可按医嘱给予秋水仙碱止痛，口服给药

消化道反应较重，注意患者有无使用药物后的并发症，如胃肠出血、腹泻等。静脉给药应注意注射速度要慢，严防漏出血管外；还应注意监测生命征象，注意患者有无发烧情形。

❺及时去除诱发因素。患者多有应激、紧张、焦虑等情绪，而精神创伤时易诱发痛风，应告知病人劳逸结合，保持乐观心态，保证睡眠，生活要有规律，以消除各种心理压力。

❻在饮食上应绝对禁食高嘌呤食物，宜食用低嘌呤食物。

间歇性痛风阶段护理

这一时期的护理，主要是尽可能避免诱发痛风急性发作的各种诱因，积极防治各种并发症，通过饮食调节和药物治疗，控制尿酸在正常范围。

❶避免各种诱发因素：①避免精神紧张、过度劳累、尿路感染、风寒感冒、关节外伤等导致痛风急性发作的诱因；②积极治疗并发症；③控制体重指数在25以下；④使用降尿酸药物，服用适当药物促进尿酸排出（如苯溴马龙50毫克，每日2次）和抑制尿酸形成（如别嘌呤醇，200～600毫克，每日3次），定期复查血尿酸；⑤避免使用减少尿酸排出的药物氢氯噻嗪、呋塞米、阿司匹林、烟酸等；⑥在饮食上以食用低嘌呤食物为主，适量食用中嘌呤食物，尽可能避免高嘌呤食物。

❷平时每日以摄入总热量5858～7531千焦（1400～1800千卡）为宜。荤菜以清蒸、白烧为主，忌放五香、咖喱，少食油炸食品。肉类、河鱼、家禽每日限量60克（净重），肉色以偏白为宜，如用鸡胸

脯肉。荤菜最好先放入水中煮沸，除去原汤再烹调，因为50%的嘌呤含于汤内。每星期食用豆腐不超过2次，每次不超过50克。

❸ 按照低脂、低蛋白饮食原则，食中等量菜油，蛋白质以少量动物蛋白取代植物蛋白为宜。还应注意均衡饮食，不偏食，勿暴饮暴食。

❹ 心、肾功能正常者，每日饮水量在2000毫升以上，并适当加服碳酸氢钠，每星期2～3次，每次2～3片，以中和尿中的尿酸。

❺ 肥胖者应逐步减肥，不可过快过猛，以防痛风急性发作。1年后血尿酸指标正常<416微摩尔/升及症状控制者，可逐步放宽限制食品，以改善饮食结构，但仍需因人而异，寻找各自适宜的食物，做到适量控制，并严密观察放宽饮食后临床症状和血尿酸有无变化，以做相应调

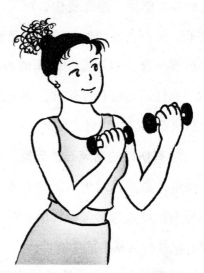

整。例如花生，大多数痛风患者偶尔少量食用并无大碍，但如果久服多食，仍有部分患者会诱发痛风。

❻ 痛风患者进补，可选用百合、花粉、蜂王浆、冬虫夏草等适量食用，不宜食用某些过分温燥的补品，如鹿茸、海马、羊肉、狗肉等，否则会诱发痛风。

❼ 适当的运动对放松心情、减缓压力皆有帮助。痛风过了急性期后，其关节可适度的活动，以避免不动造成肌肉萎缩、关节僵硬。

痛风石阶段护理

这一时期的护理，主要是保护痛风石关节部位不出现溃破，对已有溃破的要防感染。

❶**对无伤口的痛风石关节炎：**痛风石形成处的皮肤，易因衣服摩擦刺激造成发炎，因此需帮助病人选择吸汗、柔软的衣物。保持皮肤清洁及完整性，避免受伤，每天观察患部有无伤口。穿着柔软适当的鞋子，保护患处切勿磨破皮而受感染。切勿任意切开痛风石，因其伤口极难愈合，耐心服用降尿酸药物，注意平日尿量，监测血BUN、Cr。痛风石如沉积在腕部，容易造成腕管综合征，此时需外科手术移除痛风石或局部注射止痛剂。

❷**有伤口的痛风石关节炎：**对于已受破坏而变型的关节，会影响活动度，造成日常生活上的不便，除了给予患者心理上的支持之外，也可由护理人员帮忙，利用一些固定物、活动夹板等，让关节有所支撑，以维持其基本活动能力。

❸**痛风石破裂所造成的伤口：**破裂后的伤口常合并有细菌感染（最常见为金黄色葡萄球菌），偶会造成坏死性筋膜炎，其严重程度不可忽视。一旦有伤口产生，切勿随便外敷成药或中药粉，必须就医求治。伤口常有痛风石液体或结晶流出，换药时应消毒干净，无菌操作，并注意观察伤口有无分泌物或恶臭，随时告知医师。如伤口合并有感染，需做细菌培养，必要时实施截肢手术。

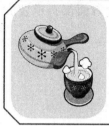

第二节

康复护理

痛风康复护理需要注意这样几个方面：健康教育；痛风标准护理计划；康复治疗；痛风分期护理；功能锻炼；饮食护理；痛风不可贴药膏等。下面我们进行具体介绍。

♥ 健康教育

健康教育的目的：通过有计划地讲解注意事项，预防措施，饮食及运动指导，病情监测，使病人及其家属了解健康知识，提高健康水平，使其行为向有利于健康方面发展。

健康教育的形式：课堂讲座、热线咨询、发放宣传材料以及传媒介绍痛风的发病特点及防治方法。比如，饮食上行低脂、低盐、低糖、低嘌呤的饮食。正确的饮食方法：痛风患者中肥胖者居多，在科学饮食方面要减少嘌呤摄入。痛风的护理要注意不宜食用发酵类面食如面包、馒头等，以未发酵食品为宜；鼓励痛风患者多做有氧运动，如散步、骑自行车、游泳等，步行每日1～2次，每次30分钟以上，以出微汗为度，要防止剧烈运动；痛风患者尤应注意饮食调节，起居有常，不可过劳，情绪稳定，防止受寒过劳，痛风的护理注意双足的保温，易发部位不要裸露，不可风吹、湿冷等。

实践证明，健康教育无论在痛风的治疗还是康复方面都有重要的意义。

痛风标准护理计划

关节疼痛

护理目标：关节疼痛缓解或消失。

护理措施：观察疼痛的部位、性质和程度；急性发作时绝对卧床休息至疼痛缓解后72小时，缓解期可选择针灸止痛；抬高患肢，避免负重；按医嘱给予秋水仙碱止痛，口服给药消化道反应较重，静脉给药应注意：注射速度要慢，一般不少于5分钟，严防漏出血管外。

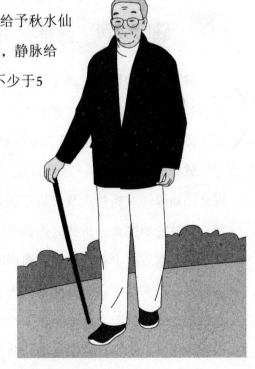

生活自理能力下降

护理目标：满足病人生活所需；外出检查有专人护送。

护理措施：鼓励患者生活自理；卧床期间协助患者使用便盆；外出时有专人护送（用轮椅）；指导患者使用减轻负重的

方法，如拐杖等；信号灯放在患者床边，随时满足患者的需要。

知识缺乏

护理目标：了解疾病的发展过程及诱因；掌握低嘌呤饮食原则。

护理措施：①介绍疾病的发展过程，及时防治高血压、冠心病、糖尿病和肥胖，避免受寒、劳累、感染、创伤和进高嘌呤饮食，以免诱发。②低嘌呤饮食，其目的是减少外源性尿酸生成，促进体内尿酸的排出。控制嘌呤的进食量，每日限制在100～150毫克以内，不宜多食嘌呤高的食物，如动物内脏、浓肉汤、鱼子、虾子、蟹黄等。蛋白质摄入为1克/（千克·天），以蛋类、奶类等单细胞食物为佳；糖占总热量的50%～60%，肥胖者较正常者应低10%左右。脂肪每日<50克；戒酒；多饮水，2000～3000毫升/天；少盐；丰富的维生素。③监测尿的pH值、尿酸排出量，保持血尿酸在正常范围。④家族人员应及早普查，因痛风有家族史。

康复治疗

物理疗法。物理疗法一般包括热疗或热敷、电疗、石蜡疗法，一般应该在慢性期使用，对于发热的病人或关节炎症急性发作时期，都应暂时停用，以免使受累关节肿痛增加，炎症加剧。

❶**热疗**。热疗是最简单而便利的一种理疗方法，它最明显的效果是通过出汗，驱寒祛邪，使患者感觉舒服，因而被一般人理解为是一种"发散"疗法。

❷**热敷**。热敷用厚毛巾、毛毯或呢绒浸在热水中（约45℃）拧

干，包裹在治疗的部位，周围可放数个热水袋，再盖以干毛毯或厚毛巾，最后包一层蜡纸或塑料布，以防止热的迅速散发，可减少敷料的调换。每日做3次或更多次，每次持续15~60分钟，这种方法对于疼痛肿胀较明显的关节有很大治疗价值。

❸ **电疗**。电疗有中波电疗法、短波电疗法、超短波电疗法、间动电流疗法、微波电疗法、直流电药物离子导入疗法、干扰电流疗法等。当高频率的电流或声波通过组织时，能产生热，热量集中在深层组织，不会引起皮肤灼伤或变色，热效率高，具有良好的松弛肌肉和止痛作用，因此，可用于深部组织热疗。但这些电疗需要较复杂的设备，以前一般在医院施行，但随着科技的发展，这些设备的集成化程度越来越高，价格却越来越便宜。

❹ **石蜡疗法**。石蜡是从石油中蒸馏出来的一种热容量较大的副产品，其经过加热后作为导热体，涂敷于患处以达到治疗目的。蜡疗对于痛风关节炎的慢性期特别有用。

功能锻炼

高尿酸血症患者适当运动可预防痛风发作，减少内脏脂肪，减轻胰岛素抵抗性，剧烈运动可诱使急性痛风发作；痛风性关节炎患者应保持关节活动度，避免僵直挛缩；防止肌肉萎缩，保持肌肉张力；促进血液循环，改变局部营养状态；振奋精神，增强体质，增强康复的信心。锻炼内容如下：

❶ **关节活动范围的运动训练**。可增强关节的灵活性，防止功能

障碍。炎症使组织受损，同时，这些受损的组织又在不断地再生和修复，如果关节处于长期制动状态，就容易发生关节强直、粘连。关节可动范围的运动在训练之前可做一些温热、按摩治疗等预备动作，运动方式为伸臂、曲肘、抬高等。运动至少每日1次，每次活动到关节最大功能范围，以稍微超过关节活动范围感到轻微疼痛为限。

❷**伸张运动**。伸张运动为改善屈曲挛缩，应使关节向伸直方向伸展。伸张运动大致分为被动、协动和主动3种。挛缩显著时，一般原则是进行被动、协动伸张运动，轻度挛缩则做主动伸张运动。

❸**增强肌力的等张运动和等长运动**。增强肌力运动增加肌力的运动有2种：①等张运动，即将关节保持在一定位置不动而起到增强肌力的作用。此法优点是不加重关节炎，可最大限度地发挥肌力，增加肌力，提高耐久性。例如，在双膝关节中起稳定作用的是股四头肌，强化肌力的方法有股四头肌定位练习和下肢训练。定位练习指的是在下肢不移动的情况下，用力收缩股四头肌，抬高下肢约10厘米，如股四头肌肌力已增强，可在踝关节部位加1～2千克重物增加疗效。其强化方法为侧卧，下肢上抬保持5分钟左右，每次运动反复10～20次，每日数次。②等长运动，是通过活动关节来进行肌肉运动锻炼的方法，本法利用重物增强机体负荷，再通过活动关节和强化肌力，改善关节挛缩。积极地维持关节的可动性，增加四肢肌力的运动疗法的确很有必要，但应遵循以下两条原则：①锻炼后次日不感觉疲劳。②尽量在早期进行功能锻炼。

❹**日常生活训练**。日常生活训练针对日常生活活动受限项目进行重点训练，目的是为了使病人无论在家庭或社会上都能够不依赖他人而独立生活和工作。在患病早期对病人日常生活活动进行训练并使之

能够自己完成日常生活活动，可使病人建立独立生活的信念，从而对康复治疗充满信心，更容易取得治疗的成功。

总之，痛风性关节炎患者康复锻炼会起到很大的作用，比如保持关节活动度，促进血液循环，增强体质等等，同时对增强患者康复的信心也起着至关重要的作用。

饮食护理

痛风患者可以喝茶吗

茶叶中也含有少量的嘌呤成分及兴奋剂咖啡因，所以对痛风病来说，饮茶应有所限制，而且不宜饮浓茶。每日水分的补充，仍应以白开水为主。白开水不含嘌呤成分，可以大量饮用，从而使每日充足的尿量以促进尿酸排泄。

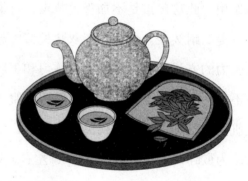

痛风患者可以喝各种饮料吗

各类饮料如苏打水、矿泉水、雪碧、可乐等，几乎不含嘌呤成分，因此痛风患者可适当选用。咖啡中含有少量的嘌呤成分，并含有强烈兴奋剂——咖啡因，易导致失眠、心悸、血压上升等不良反应，故痛风患者不宜饮用咖啡类饮料。

痛风患者可以食用人参吗

人参中嘌呤含量极微，故对痛风患者并非禁忌。人参有强心、利尿、降血糖、促消化等作用，尚可增强人体免疫力，从而改善体质。故痛风患者可以适当进服。但如果有高血压者则不宜服用。痛风急性发作期应暂停服用。人参中以西洋参为宜，不宜服用红参。在服用期间不宜饮茶，忌食萝卜，以免削减人参的功效。

哪些蔬菜嘌呤物质含量较多？哪些含量较少

大多数蔬菜嘌呤含量都较少，尤其是萝卜、黄瓜、胡萝卜、茄子、西红柿、卷心菜、山药、大白菜、包菜、海带、土豆、茭白、丝瓜等含量较少。四季豆、芹菜、蘑菇、木耳、大蒜等嘌呤含量也较少。嘌呤含量较多的蔬菜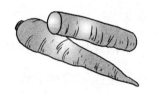有菠菜、韭菜、扁豆、豌豆、大豆、黄豆及其制品、花菜、豆角、大叶青菜等。

特别提醒：豆苗、黄豆芽、绿豆芽、菜花、香菇，这几种蔬菜中，每100克含嘌呤高达150～500毫克，属于高嘌呤食物。

哪些荤菜嘌呤含量高？哪些荤菜嘌呤含量相对低

各类荤菜都含有一些嘌呤成分，但在数量上有差别。含量最少的是鸡蛋与牛奶，其次是鳝鱼、白鱼、鳊鱼、鲢鱼、河虾、龙虾等，含量较多的包括各类家禽及家禽肉，例如猪肉、牛肉、羊肉、鸡、鸭、鹅、兔、鸽肉、海鲜等。含量极高的有各种动物内脏尤其是脑、肝、肾、心、沙丁鱼、凤尾鱼、肉汤等。

痛风患者不可贴膏药

关节疼痛贴膏药，这是很多朋友的普遍做法。关节痛也有可能是痛风急性发作导致，用膏药会适得其反。

膏药对皮肤有一定的刺激作用，可加重局部充血。痛风属于热证，两者相加不利于缓解关节疼痛。痛风发作时，患者如果对痛处进行热敷或冷敷，以及局部按摩、理疗等，也会加重病情。

痛风急性发作时，患者可抬高患病关节，减少关节活动，必要时卧床休息。此外，患者应多喝水，少吃盐，禁酒，禁食内脏、骨髓、海味、豆类等食品，多吃碱性及含丰富维生素的食物，如水果、蔬菜等。

治疗痛风最有效的手段应当是在医生指导下采取药物治疗。由于痛风是血尿酸增高到一定程度后发生的并发症，因此，即使关节疼痛好转，也并不表示痛风已经治愈。此时，病人还应积极治疗，把血尿酸控制在适当水平，以避免痛风再次急性发作。

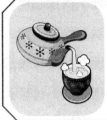

第三节

心理护理与保健

要减少痛风的发作次数，做好心理护理与保健也很重要。那么，什么是心理护理？病人有哪些心理需求？心理护理的方法有哪些？什么是心理保健？心理保健的方法有哪些？

 心理护理

对于痛风患者来说，由于痛风引起的痛苦和肢体功能障碍所带来的心理创伤，并不是药物和打针可以完全解除的。中医学理论认为：人的情志因素是致病主要因素之一。人的情志活动与内脏功能活动有密切关系。良好的情绪有利于人体气机调畅，各脏腑功能活动的正常进行，反之，不良的情绪可使气机升降失调，气血运行紊乱，而易使脏腑机能失常，加重病情。因此，应十分注意针对不同的情绪变化即心理反应，给予相应的心理护理。

什么是心理护理

所谓心理护理就是护理人员在与病人的交往中，以行为来影响、改变患者的心理状态和行为，促进其康复的方法和手段。病人是一个复杂的实体，心理活动也是错综复杂的，可因人、因病、身体状况、个性特征不同而异。常见的主要有急躁心理、自尊心理、忧虑心理、依赖心理、焦虑恐惧与愤怒心理、消极被动心理、悲观与绝望心理、羞愧心理、同情心理、择优心理、退行心理、习惯心理、猜疑与顾虑心理等。护理人员或病人家属要了解和掌握患者的心理活动，对患者加强痛风知识的宣传，减少痛风患者心理负担，帮助患者树立战胜疾病的信心和勇气。调动患者的主观能动性，进行辅助治疗。

病人有哪些心理需求

护理病人首先应了解病人的心理需求，从而更好地理解和对症护理病人。病人的心理需求一般表现在五个方面：一是被尊敬的需求。病人往往爱面子，怕别人瞧不起，需要别人真诚的对待和耐心的倾听。二是被接纳和关心的需求。病人处在痛苦和困境中，需要社

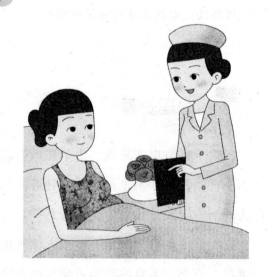

会的接纳和支持，尤其是亲人、朋友、医护人员的关心和帮助。三是对信息的需求。病人对自己病情如何发展、怎样治疗、以后会怎样等问题需要了解和学习。四是对安全的需求。病人对疾病对身体的危害程度、医疗条件如何、有无好的治疗措施、是否可信赖等需要一个安全的信息或承诺。五是对环境和活动的需求。病人需要舒适安静的治

疗环境、需要良好的医患关系、需要适时适当的身体活动。

心理护理方法

❶ **解除患者心理顾虑**。护理人员或患者家属应密切观察患者的心理活动，做好疾病的解释工作，消除影响疾病恢复的不良因素。因为多数患者表现为情绪烦躁，焦虑不安。因此，作为护理人员，在日常护理工作中，应多和患者沟通聊天，多进行有针对性的心理疏导，比如由于疼痛难忍而引起的焦虑恐惧与愤怒心理、对病情的不了解引起的猜疑与顾虑心理、对病情的发展过于担心而引起的悲观与绝望心理等，要以消除患者的各种顾虑为主。只有患者本人消除顾虑，放松心情，树立治病的信心，积极配合治疗，才能使病情向好的方面发展。

❷ **启发患者树立积极乐观的生活态度**。痛风可能与精神因素有关，精神压力可导致生活方式改变，导致痛风发作增加。减轻患者心理压力是心理护理的主要目的。根据不同的年龄、性别、病情轻重及个性特点等，安排一些有意义的活动或参加集体娱乐活动等，以解除寂寞，振奋情绪，消除紧张，如练气功、打太极拳、做健身操等。保持乐观，培养广泛的兴趣。兴趣和爱好可以扩大生活领域和丰富生活内容，陶冶人的情操，改善人的心理活动，激发患者的社会和家庭责任感，调动积极性，从而增强战胜疾病的信心，以利于康复。

❸ **引导病人改变饮食习惯**。痛风病的形成及急性发作多是由于饮食不当，所以，对于痛风患者来说，养成良好的饮食习惯非常重要。但是长期的饮食习惯和爱好的改变谈何容易，很多患者好了伤疤忘了疼，病情稍有缓解就又恢复原状，大吃大喝，结果是很快引起反复发作。其实人的行为是可以改变的，心理学认为人的行为是后天习得

的，既然好的行为可以通过学习而获得，不良的行为、不适应的行为也可以通过学习训练而消除。这就需要护理人员或患者家属耐心地说服引导。运用经典条件反射、操作性条件反射、学习理论、强化作用等基本原理，采用程序化的操作流程，帮助患者消除不良行为，建立新的适应行为。比如给患者制定食谱，由护理人员或家属严格监督执行，慢慢养成习惯。

❹ **建立良好的互动关系**。护理人员应避免机械冷漠的护理态度，对患者护理应态度和蔼，细心周到，尊重患者，主动询问患者疼痛部位及程度，及时解决患者的躯体不适，了解患者的需要，并尽可能给予满足，为患者创造一个良好的休息环境。避免机械型和完成任务型的护理态度。多给予人性化的关怀和体贴，使病人感到温暖，不受压抑，受到充分理解。患者在这种环境下会加快治疗和康复的进程。

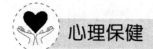

心理保健

什么是心理保健

心理保健其实就是保持健康的心理，保持一个良好的心态。所谓良好的心态就是心理的平衡。心理平衡被视为人类健康的四大基石之一（健康的四大基石是合理膳食、适量运动、戒烟戒酒、心理平衡）。而一个健康良好的心态不仅是保持健康的最重要因素，也是病人康复的最重要因素。如果说心理护理是被动的心理调适，而心理保健则侧重于自我主动的心理调适。

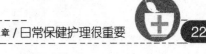

心理保健的方法

❶ **正确对待疾病**。当确诊自己得了痛风病后，首先不要紧张、害怕、焦虑，更不要有消极悲观、沮丧厌世的心理。每个人都可能得病，没有什么可害怕和悲观的。其次应向医生了解自己病情的轻重程度，分析得病的原因，是饮食问题还是过度疲劳问题等，并向医生询问有关注意事项，学习本病的有关知识，对自己的病情做到心中有数，从而消除紧张、恐惧的心理，树立战胜疾病的信心。再就是要配合医生认真治疗，针对诱发因素及相关发病原因进行合理调整，养成良好习惯，树立战胜痛风的信心。

❷ **保持轻松愉快的心情**。保持愉快的心情，有益于病情的好转。凡事多往好处想，有什么事比健康更重要呢。要多想些开心的事，设法忘掉所有的不愉快。当遭受挫折时，给自己寻找一些理由加以解释，使自己从失败中解脱出来。"人生不如意者常八九"，不可能样样顺心、事事圆满，因此不要过

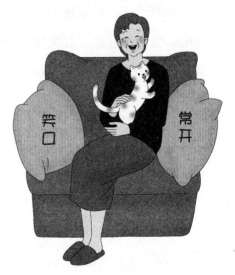

于计较。一些事看起来是坏事，其实也有它有利的一面，可以接受教训提高认识，使今后的事做得更好。对自己的现状要满足一些，比上不足，比下有余，知足常乐，才可以保持心理平衡。另外，有什么挫折、不如意等，不要憋在心里，要多与朋友、家人沟通，将不良情绪发泄出来，不要压抑自己。这样，紧张的情绪会趋于平静，烦闷的心

情会得以化解，心情便会愉快。

❸ **建立良好的人际关系**。良好的人际关系对任何人都是需要的，这是人的社会性所决定的。营造良好的人际关系，其实就是给自己营造良好的生活、工作环境。与人为善、乐于助人是建立良好人际关系的根本所在。凡事不要过于计较，吃点小亏是宽厚大度的表现，非原则性问题，糊涂一点，处理事情宽容一点，"退一步海阔天空"，对大家都更有好处。

❹ **适当运动和娱乐**。运动和娱乐对于放松心情调整情绪有很好的帮助，运动还可以增强体质。可以根据自己的条件和实际情况，培养一些好的爱好，以娱乐的方式来陶冶心情，放松自己。比如练书法、画画、摄影、唱歌、打太极、种花、养鸟、下棋等，既可锻炼思维，调整机体内部阴阳平衡，又可使心境开朗，做事专注。

心理保健四字诀

痛风患者心理保健的四字诀是：善、宽、乐、淡。

善：心存善良，就会以他人之乐为乐，乐于扶贫帮困，心中就常有欣慰之感；心存善良，就会与人为善，乐于友好相处，心中就常有愉悦之感；心存善良，就会光明磊落，乐于对人敞开心扉，心中就常有轻松之感。总之，心存善良的人，会始终保持泰然自若的心理状态，这种心理状态能把血液的流量和神经细胞的兴奋度调至最佳状态，从而提高了机体的抗病能力。所以，善良是心理养生不可缺少的高级营养素。

宽：凡事以宽容的心态对待别人，不仅能给自己带来平静和安宁，更有益于疾病的康复。人在社会交往中，吃亏、被误解、受委屈的事总是不可避免的。面对这些，最明智的选择是学会宽容。宽容是一种良好的心理品质。它不仅包含着理解和原谅，更显示着气度和胸襟、坚强和力量。一个不会宽容只知苛求别人的人，其心理往往处于紧张状态，从而导致神经兴奋、血管收缩、血压升高，使心理、生理进入恶性循环。宽以待人，这就等于给自己的心理安上了调节阀。所以人们把宽容称作"精神补品和心理健康不可缺少的维生素"。

乐：乐观是一种积极向上的性格和心境。它使人的机体处于开放状态，可以激发人的活力和潜力，勇于解决矛盾，克服困难；而悲观则是一种消极颓废的性格和心境，它使人的机体处于闭锁状态，悲伤、烦恼、痛苦，在困难面前一筹莫展，影响身心健康。所以，乐观是心理养生的不老丹。

淡：淡泊，即恬淡寡欲，不追求名利。清末张之洞的养生名联说："无求便是安心法。"当代著名作家冰心也认为"人到无求品自高"。这说明，淡泊是一种崇高的境界和心态，是人生追求在深层次上的定位。有了淡泊的心态，就会随遇而安，不会在世俗中追逐名利；不会对世事他人牢骚满腹，攀比嫉妒。淡泊的心态使人始终保持一颗平常心，而平常心则是人的最佳心境。所以说淡泊是心理保健的免疫剂。

痛风患者心理保健一、二、三

❶ **一个中心**：以健康为中心。健康比什么都重要，没有了健康何谈其他。失去了健康，就失去了生存的基础，以前叫"革命的本钱"，没有本钱什么也做不了。有人把健康比作无数个零前边的那个1，有了这个1，后面的零才有意义，没有这个1，后面的零毫无意义。

❷ **两个一点**：糊涂一点和潇洒一点。为人处世大事要清楚，小事要糊涂，大事不清楚就会迷失方向，失去做人的准则。小事不糊涂就会事无巨细，斤斤计较，耗费精力和健康。人生在世应该放松一点、潇洒一点，不可谨小慎微，瞻前顾后。应站得高一些，看得远一些，度量大一些，风格高一些，做一个拿得起放得下的洒脱之人。我们看到大多高寿之人，多是遇事洒脱之人。

❸ **三大作风**：助人为乐、知足常乐、自得其乐。乐善好施是一种良好的心态，有研究显示：友善的心态能使人体神经系统的兴奋水平处于最佳状态，可促进体内分泌出一些有益的激素、酶类等，而这些物质能把血液的流量、神经细胞的兴奋调节到最佳状态，从而提高机体的抗病能力。助人为乐，以友善的心态对人就会得到快乐得到健康。知足常乐，人的欲望是无止境的，没有满足的时候，人外有人，天外有天，不停地追逐欲望，只会给人带来更多的欲望，不停地攀比，只会给人带来更多的烦恼和苦闷。最后身心俱疲，失去健康。只

有知足才能快乐。自得其乐，人生常有不如意，要在不如意中寻找快乐。凡事总有两面性，要多往好处想，变消极为积极，变无利为有利。这样才是健康之道。

中年痛风患者心理保健四字诀

身体的健康状况犹如一家银行，需要收支平衡。中年保健好比"收入"，工作及生活重担好比"支出"。如一味地要求身体"支出"，不停地工作，势必会导致透支，即消耗机体内存，逐步损害人体健康，导致疾病发生或埋下隐患。

中年人可采取"加减乘除"法，以保持旺盛精力，使健康银行保持收支平衡。

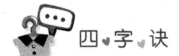

四字诀

加——合理加强营养，加强体育锻炼。要科学合理地安排一日三餐，荤素搭配，多食蔬菜、水果，以济其耗。

减——减少引起中老年人疾病的各种因素，如减少烟酒和高糖、高脂肪饮食等。减少不必要的应酬，学会张弛有度。

乘——学会生活"优选法"，一举多得。如尽可能骑车或走路上班，听着音乐做家务，在娱乐活动中广交朋友，排遣寂寞，这些皆为"一石数鸟"之举。

除——除去烦恼，保持乐观的心态。有了烦恼忧愁，不要闷在肚里，可听音乐、养花、赏鱼、逗鸟、下棋等，让自己乐而忘忧，保持心理平衡。

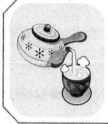

第四节

痛风患者的自我保健

痛风患者进行自我保健应注意许多方面，如：掌握自我保健的要领，认识自我保健的忠告，保持理想体重，合理的饮食调理，注意保暖、劳逸结合，禁酒，安全用药等。

 ## 自我保健六要领

在人所拥有的财富中，第一位的是健康。在获得健康的诸多因素中，第一位的是自我保健。在痛风的治疗过程中，个人的作用是很重要的。因为，医生运用药物或手术等手段对患者进行治疗，但最终战胜疾病还要依靠患者自身的免疫能力和修复能力。

❶ **自我保健的三项原则**：一是掌握综合平衡理论；二是运用自我调适方法；三是发挥主观能动作用。这三条原则在学习自我保健知识和进行自我保健实践的过程中，具有理论指导和方法指导意义。

❷ **自我保健的物质基础**：氧气、水、蛋白质、脂肪、糖、维生素、微量元素、纤维素等是构成人体的基本物质。它们以气体、液体、固体等各种形态存在于细胞、组织和器官之中，发挥着各自的特

有功能，并不断进行新陈代谢。它们之间存在着相互依存并相互制约的内在联系。

❸ **自我保健的精神保障**：心理健康对整个人体健康具有重大作用。心理活动需要物质能量，依靠上述物质基础起作用。心理活动通过积极思维和弃旧扬新，产生精神能量，使感觉、意识、情绪、智能和行为发挥应有功能，具有精神统帅作用。

❹ **自我保健的运动锻炼**："用进废退"乃万物规律，坚持锻炼可使组织器官功能正常，生命活动有序进行。

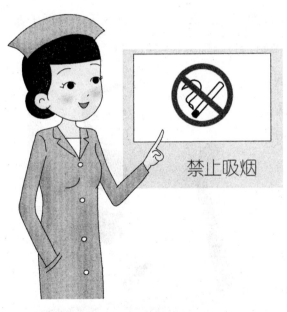

禁止吸烟

❺ **自我保健的生活规则**：一是生活要规律，包括坚持早起早睡，确保充足睡眠；饮食定时定量；劳动、运动适度；衣着随气温变化增减。二是情趣要多样，包括勤奋学习、认真做事、发展爱好、家庭和睦、亲朋互助、融入社会。三是改变不良生活及卫生习惯，如吸烟酗酒、饮食无节、起居无常、贪玩无度、劳作无序、情绪不佳、衣帽不整、不修边幅、久坐不动等。

❻ **自我保健的监督手段**：一是遵循世界卫生组织提出的三级预防理论，一级预防是无病早防，不生病；二级预防是有病早治，防变重；三级预防是重病紧治，防死线。二是定期体检，掌握自身健康状

况，利于早期发现早期治疗。三是自身和家庭要有"四个保健"，即订阅保健报刊，学习保健知识；夫妻是"保健伴侣"，相互关照，日夜"监护"；建立"保健档案"，积累病史资料；预备保健药箱，装些常用和救急的药品器械。

自我保健六忠告

❶**限食**。在饮食方面，痛风患者尽量少吃动物内脏（如心、肝、肾）和虾、鱿鱼等海鲜类食物，对重症患者要给予低蛋白饮食。

❷**休息**。在痛风急性发作期间，让患者卧床休息几天，有助于保护疼痛的关节，避免大小关节负荷过重而导致损伤。

❸**戒酒**。饮酒是痛风急性发作的重要诱因。禁止饮酒有助于控制症状，缓解病情直至治愈。

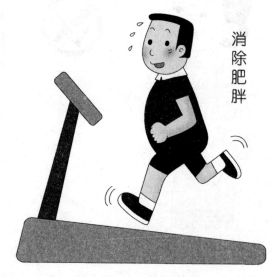

消除肥胖

❹**减肥**。痛风患者通过限食和运动来控制体重，因一个人的体表面积、肥胖程度和血液中尿酸的含量成正比，所以应重视定期体检。

❺**补水**。多饮水有利于尿酸的排出。每天饮开水量至少3000毫升，使尿量保持在2000毫升左右，可以减少结石在肾脏和输尿管的形成。

❻**药物**。本病患者发作时疼痛剧烈难忍，应在专科医生的指导下

服用镇痛药（如快宁乳鹏丸、英太青等）。同时积极治疗并发症如高血压、动脉硬化、糖尿病和高脂血症等。

保持理想体重

痛风常并发糖尿病、冠心病、高血压及高脂血症，一般认为痛风与之无直接的因果关系，肥胖则是它们的共同因素，降低体重常可使痛风、糖尿病、高血压及高脂血症都得到控制。降低体重应循序渐进，每月减1千克，否则易导致痛风急性发作。快速减重可造成体内组织迅速分解，产生大量嘌呤而引起急性发作，所以急性期不可减肥。因此在间息期或慢性期应注重减肥，只是不可操之过急，要循序渐进。

合理的饮食调理

合理的饮食调理可减少食物性的尿酸来源并促进尿酸排出体外，可防止因饮食不当而诱发急性痛风。碳水化合物可促进尿酸排出，每餐以馒头、面条、玉米为主有利于尿酸排出。痛风为血尿酸增高，饮食中应减少含嘌呤食物，以降低其代谢产物尿酸。少吃或不吃含嘌呤高的食物。胰、肝、肾、脑等动物内脏，及骨髓、沙丁鱼、凤尾鱼等含嘌呤最丰富，猪肉、牛肉、火鸡、鸭、鹅、鲤鱼、干豆类、浓肉汤等含嘌呤也较多。大部分蔬菜、瓜果、牛奶、乳制品、鸡蛋等含嘌呤极少，应多食，以达到膳食平衡。食用含嘌呤食物时，可先加工成片、丝、条、块等，用清水浸泡或用开水焯后再烹调，以减少嘌呤的食入量。

注意保暖，劳逸结合

劳逸结合，避免过度劳累、紧张、湿冷，衣物鞋袜要柔软舒适，保暖性好，不可受冷受寒。睡前可用稍高于体温的热水浸泡手脚半小时，浸泡前后多饮水，帮助血尿酸的排泄。

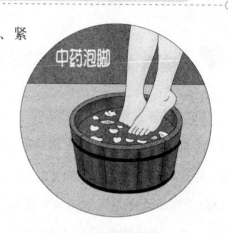

中药泡脚

痛风患者怎样吃补品

适量摄入蛋白质可按理想体重0.8～1.0克/千克进食，以牛奶、鸡蛋为主，肉禽煮汤后有50%的嘌呤溶于汤内，所以病人可以吃少量煮过的肉类，但不要吃嘌呤含量较高的鸡汤、肉汤。适当限制脂肪可减少尿酸排出，并发高脂血症者要把脂肪摄入控制在总热量的20%～25%以内。

禁　酒

酒精使体内乳酸堆积，可抑制血中尿酸的排出。啤酒含大量嘌呤，极易诱发痛风，有人统计饮1瓶啤酒会使血中尿酸增高1倍。因此，痛风患者应禁酒。

心理调节

调整好情绪，避免强烈的精神刺激、过度身心劳累等。良好的心态是战胜病魔的第一步，它使我们在与病魔的抗争中意志更加坚强，信念更加坚定。痛风患者应树立正确的人生观、价值观、世界观，保持乐观向上的生活态度，相信自己一定能够战胜痛风的困扰。这点非常重要。

安全用药

禁用或少用影响尿酸排泄的药物，如青霉素、维生素B_1、维生素B_2、胰岛素及阿司匹林。合并高血压者，不主张用利尿剂降压，以免引起尿酸升高。

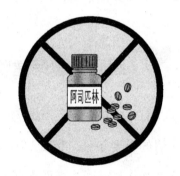

适当运动

有利于预防痛风发作，减少内脏脂肪，降低血尿酸。运动以中等量为宜，早晚各30分钟，避免剧烈运动。但要注意过度运动反而会加重病情，因为激烈运动会使新陈代谢增快而产生更多尿酸和乳酸，而流汗增加亦会使尿量减少，导致尿酸排泄减少。

每日必做三件事

❶ **早起一杯温开水**：早起喝一杯温水或红糖姜茶，能够有效补充夜间身体流失的水分，还能降低血黏稠、清理肠胃垃圾。

❷ **一定吃早饭**：一定要吃早饭，建议以保健粥（小米、薏米粥等）为主，为补充蛋白质，建议每天早餐吃一个无公害鸡蛋。不吃早餐容易引起尿酸上升，引发痛风，也容易得胆结石。餐后平躺5分钟，可降低胃下垂的发生几率。

❸ **户外有氧运动**：20～30分钟户外有氧运动，可提高心肺的耐力、增强身体素质，工作时不易疲劳。

起居有常保健康

有规律的生活，可以使机体代谢保持最佳状态，是痛风患者控制病情的首要条件。因此，痛风患者首先起居要有规律，根据具体情况安排好作息时间。需要掌握的原则是：

❶ **定时**。即定时起床，定时进食，定时运动，定时睡眠。做到三餐进餐时间固定。运动时间固定，一般定在餐后0.5～1小时为宜，此时饮食被逐渐吸收，血尿酸已开始升高，运动有利于血尿酸的利用，帮助降低餐后高血尿酸。若进餐后马上运动会影响食物吸收，若空腹运动会引发低血糖。定时睡眠定时起床，可使机体得到充分休息，以保证白天的作息时间得以实施，一般保证每日8小时睡眠足矣。

❷ **定量**。首先指饮食要定量，不可随意加减。其次运动也要定量，要注意运动的规律性、稳定性和持续性。要选择那些适量的易于

长期坚持的运动项目。以每次20分钟或半小时，感觉身上微出汗，心跳每分钟110～120次而又不感到疲劳为度。

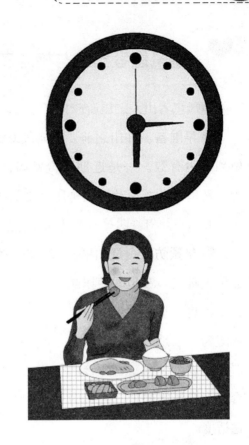

❸**讲卫生**。痛风患者长期代谢紊乱，造成抵抗力差，加之高血尿酸环境易受细菌或病毒侵犯而生疖肿、肺炎、肺结核及感冒等。一旦感染则不易痊愈，且易加重病情，甚至诱发并发症。因此，痛风患者必须讲究饮食卫生，防止病从口入而预防胃肠炎。经常洗澡、换衣，可防止皮肤感染。

❹**戒烟酒**。痛风患者要戒除不良的嗜好，如喝酒、抽烟等。饮酒可减少血尿酸在肝内的合成，长期饮酒可致脂肪肝及肝硬化。痛风本身存在脂质代谢紊乱，血脂较高，饮酒更加重了这种损害。香烟中的尼古丁可兴奋交感神经，使心率加快，血压升高，加重冠状动脉和下肢小动脉的痉挛以致缺血缺氧，诱发加重心绞痛及下肢血管病变。所以必须戒除烟、酒。

最后要说明的是痛风患者要保持良好的心态，乐观开朗，多与人交往，认识自身存在的价值，充实、自信地生活，保持身心健康。

痛风患者出差与旅游应把好三关

痛风患者出差、旅游应把好三关，避免急性关节炎发作。

❶ **早准备**。外出之前要对痛风发病的可能性大小做充分的评估，做到心中有数。一是近期有否发病，发病的频率如何。二是工作轻重、环境好坏、活动及精神所承受的压力对痛风有无影响。三是检查血尿酸水平如何。四是带齐药品，包括降尿酸药和抑制炎症的药物。

❷ **早预防**。一是如果血尿酸浓度增高，要尽快将其降至正常值或近于正常值。二是即使尿酸正常，也要坚持常规服用降尿酸药。三是严把饮食关，严禁酗酒，禁食富含嘌呤的食物，禁暴饮暴食，注意劳逸适度。

❸ **早治疗**。如果万一发病，大发作之前多有先兆，如关节隐痛、发胀、活动欠灵活等。此时应立刻服用秋水仙碱，首次1～2毫克，间隔8～12小时服1毫克，共2～3次。或用常规剂量的非甾类消炎镇痛药2～3天，也能达到类似防治效果。

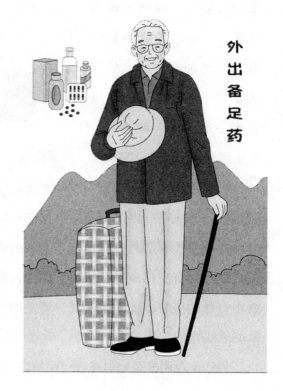

外出备足药

当心节日期间痛风病发作

节假日特别是春节期间，在我们的传统节日里，许多朋友不免要访亲聚友、外出旅游、举行婚礼，难免山珍海味、美酒佳肴一番。而节日的痛风病往往首发或复发于酒宴之后的凌晨1～2点钟，突然发生，急剧加重，常常脚的拇趾和手拇指关节剧烈疼痛、红肿发热，也可累及其他关节如踝关节，并可反复发作。有的人在关节、耳郭等处发生大小不一的结节（叫痛风石），并可破溃流出白色粉粒；有的人尿中出现蛋白、红细胞（甚至肉眼可见的血尿）、小沙石。

在春节期间，要预防痛风的发生。首先，要劳逸结合，适当地参加体育活动，不要长时间地静卧、静坐；其次，饮食要均衡，不可暴饮和贪食，特别是对富含嘌呤的海鲜、动物内脏、啤酒、肉汤等，要控制进食量；第三，进补要合理，对那些含高核酸的保健品也不可多食，因为核酸的最后分解产物是尿酸；最后，多饮水，每日2000～3000毫升，可增加尿酸的排泄。

寒冷的冬季如何注意预防痛风

❶预防痛风要注意保暖，尤其是脚部和腿部。养成良好的饮食习惯，防止疲劳。

❷养成多饮水的习惯。预防痛风应保持每日有充足的尿量，以利于尿酸的排泄，不要等到有明显口渴感时才想到饮水。

❸预防痛风应根据每日活动量安排三餐，定时定量进食，避免或

少吃嘌呤含量较高的食物，不要吃得过饱，以免体重超重或肥胖。

❹戒除不良嗜好，如吸烟、喝酒等。

❺预防痛风情绪要稳定，心情要乐观。

❻每日安排一定时间的运动和体力活动，对从事脑力劳动或长期坐办公室的人尤为重要，有利于预防痛风；生活要有规律，要按时作息，消除不良的生活习惯，尤其是通宵达旦的玩牌、玩电脑、看电视等。

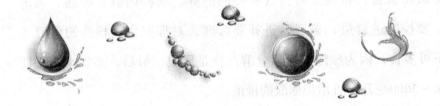

第六章

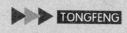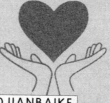

TONGFENG

JUJIATIAOYANGBAOJIANBAIKE

综合治疗疗效好

痛风也可以采用针灸疗法、按摩疗法、足浴疗法、热浴疗法、果汁疗法、顺势疗法等进行综合治疗。这些疗法无毒不良反应，一学就会，一用就灵，是深得广大痛风患者喜欢的"绿色疗法"。

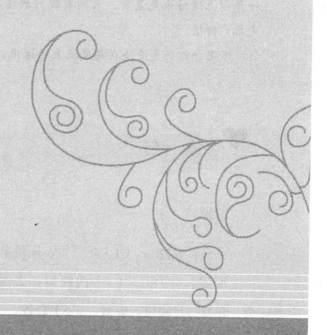

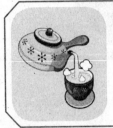

第一节

针灸疗法

　　针灸治疗痛风，主要通过调理人体自身的神经功能来起到治疗作用，没有不良反应，是一种"绿色疗法"。针灸治疗痛风，始见于1981年，至1991年已有大量临床文章见诸刊物。在治疗方法上，除体针外，尚有梅花针或三棱针刺血、火针法、拔罐、皮内针及耳针等，亦有配合推拿或内服、外敷中药进行治疗的。治疗对象则以急性痛风性关节炎患者为主，亦有治疗痛风石沉积者。总有效率在90%以上。且不少病人经一年以上随访未见复发，表明有较好的远期疗效，故针灸治疗本病有一定推广价值。

　　下面介绍针灸疗法在痛风病上的运用。

 体　针

　取穴

　　主穴：分2组。（1）足三里、阳陵泉、三阴交。（2）曲池。

　　配穴：分2组。（1）内踝侧：太溪、太白、大敦；外踝侧：昆仑、丘墟、足临泣、束骨。（2）合谷。

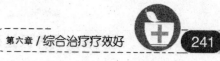

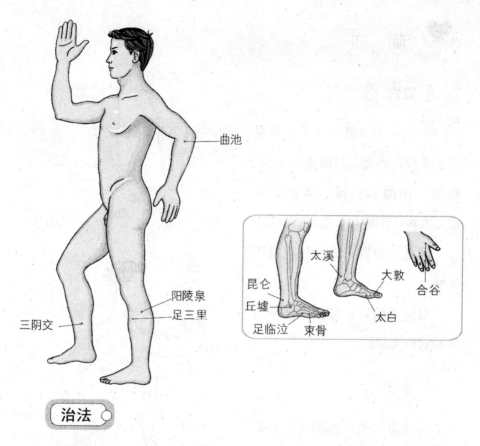

治法

病变在下肢，均各取第一组；在上肢各取第二组。以主穴为主，据部位酌加配穴。以1～1.5寸28号毫针刺入，得气后采用捻转提插补泻手法；急性期用泻法，恢复期用平补平泻法，均留针30分钟。每隔10分钟行针1次。每日或隔日1次，7～10次为1个疗程，疗程间隔3～5天。

疗效评价

临床痊愈：症状、体征消失，血尿酸降至正常，1～1.5年内未见复发；有效：症状、体征基本消失，血尿酸下降，发作间隙期明显延长；无效：症状、体征及血尿酸检查均未见改善。以上法治痛风性关节炎患者总有效率为92.3%。

刺 血

取穴

主穴：分2组。（1）阿是穴、太冲、内庭、对应点。（2）曲池、阳池、阳溪、太冲、丘墟、太溪、阳陵泉、血海。

阿是穴位置：红肿热痛最明显处。

对应点位置：健侧手部阿是穴的对应部位。

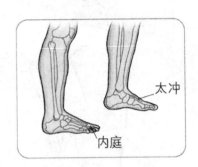

治法

每次取一组，两组可交替应用，亦可单用一组。第一组每次均取，仅取患侧穴；第二组每次取2～3穴，交替选取，其中除阳池、太溪、血海取患侧外，余均取双侧。第一组穴刺法：先用三棱针点刺阿是穴，放血数滴，然后以26号1.5寸毫针，刺对应点1针，患侧太冲、内庭及以15°角三针围刺阿是穴（此三针针尖指向三棱针放血处），使用泻法，留针30分钟。第二组刺法：在所选穴区先用手指拍打数次，使局部充血，行常规消毒，用手按压穴位两旁，使皮肤绷紧，以小号三棱针快速点刺穴

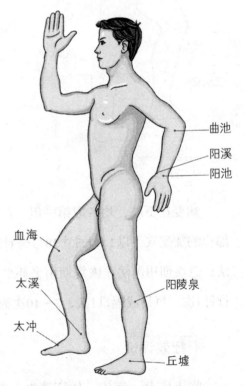

位，深度视腧穴而定。挤压出血，部分穴中加拔火罐，出血量以3～10毫升为宜。消毒局部，并加敷料包扎固定。上述二法每周治疗1～2次，3～7次为1个疗程，疗程间隔1周。

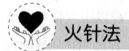 **疗效评价**

共治痛风性关节炎患者53例，按前述标准评定，临床痊愈31例，有效22例，总有效率达100％。

♥ 火针法

取穴

主穴：行间、太冲、内庭、陷谷。

配穴：丘墟、大都、太白、血海、膈俞、丰隆、脾俞、太溪、三阴交。

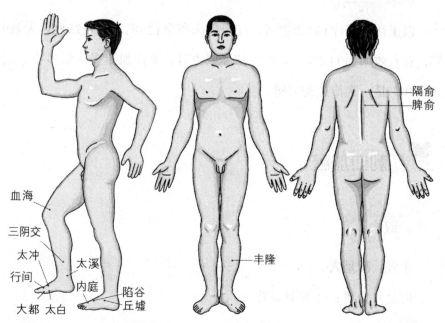

治法

主穴每次取2个，根据病情配穴酌取1～2个。足部腧穴用粗火针，踝关节以上腧穴用细火针。针足部穴位时，令患者取直立位或坐位，双足垂地，在足下垫几层草纸，穴位行碘酒、酒精严格消毒后，将火针在酒精灯上烧至通红转白亮时，对准穴位速刺疾出，深度为0.3～1寸，每穴刺1～3针，出针后即有暗红色血液从针孔喷出，待出血达10～30毫升后才可止血。一般而言，出血初为暗红色，待血色由暗至淡时，会自行止血，若出血不止，可加压止血。踝以上穴位可取坐位，每穴刺1针。对痛风性关节炎急性发作者，可在红肿的患部散刺数针，使浆性渗出物排出。上法每周治疗1次，并嘱患者在48小时内保持针孔清洁。

注意：血液病患者禁用本法。

疗效评价

以上法共治疗157例患者，结果临床痊愈123例，有效25例，无效9例，总有效率为94.3%。发现足部腧穴火针点刺出血量多（最多不超过30毫升）是一次治愈的关键。

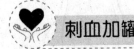

刺血加罐

取穴

主穴：阿是穴。

阿是穴位置：红肿明显处。

治法

令患者取卧位，将阿是穴消毒，用七星针重叩至皮肤出血，注意：要将红肿处全部叩遍。立即加拔火罐，小关节处可用去底磨平之青霉素小瓶以抽气法拔之，等瘀血出净，取罐，用干棉球擦去瘀血。每处每次宜拔出瘀血5～10毫升为宜。每周2次，4次为1个疗程。

疗效评价

以本法共治39例，结果临床痊愈24例，有效15例，有效率达100％。

体针加指针

取穴

主穴：阿是穴。

阿是穴位置：痛风石所在的部位。痛风石多为隆起结节，小如芝麻，大似鸡蛋，好发于耳轮、趾、指及肘部等处。

治法

寻得阿是穴后，从痛风石的基底部向左右前后方向刺入4针，再沿痛风石正中与刺入痛风石基底部针垂直方向刺入1针，采用提插捻转法，得气后留针20分钟。起针后以拇指用一指禅手法推患部，同时采用按压挤揉法，时间为15分钟。隔日1次，5次为1个疗程。

疗效评价

以本法治疗痛风石患者共10例，全部获基本痊愈。

综合法

取穴

主穴：阿是穴、三阴交、丘墟、太白、太冲、内庭。

配穴：趾部加大都，踝部加商丘，膝部加犊鼻。

阿是穴位置：红肿处。

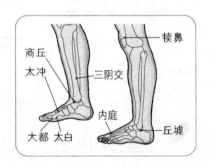

治法

主穴为主，每次取3～4穴，据发病部位加配穴。阿是穴用梅花针叩刺，红肿甚者叩刺出血，局部肿胀不显者，叩至局部潮红，其他穴位用28号1.5寸毫针，刺之得气后，施提插捻转手法或急性期用泻法，恢复期平补平泻法。留针30分钟，每隔10分钟施手法1次。每日1次。

加服中药：防己3克，生黄芪12克，白术12克，桑枝15克，忍冬藤30克，牛膝12克，木瓜18克，地龙12克，白芍15克，桑寄生18克，全蝎4条，蜈蚣2条。后两种焙干研细末，分2次冲服。上药每天1剂，水煎分2次内服。针刺服药均以7天为1个疗程，一般需治疗2个疗程。

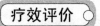 **疗效评价**

以上法共治69例（其中10例系用针刺加中药外敷），结果：临床痊愈39例，有效29例，无效1例，总有效率98.6%。

 # 痛风急性发作期常用取穴法

这一时期的治疗原则是清热利湿，通经活络。方法是首选受累关节刺血。局部常规消毒后，以采血针将患部鲜红或暗红的瘀络刺破，瘀血顺势而出，其颜色由暗红转为鲜红后即可加压止血。所选瘀络不必拘泥于一条，可以同时选择多条。如果患部没有明确瘀络显现，则在该关节基底部周围寻找瘀络点刺血（注意预防感染）。

刺血后选用针刺疗法，痛风穴位选择为：百会、神庭、曲池、合谷、神门、足三里、太冲、丰隆、内庭、阴陵泉以及阿是穴。毫针泻法，每日治疗1次，5次为1个疗程。通常2～3次即可止住病势，安神定痛。

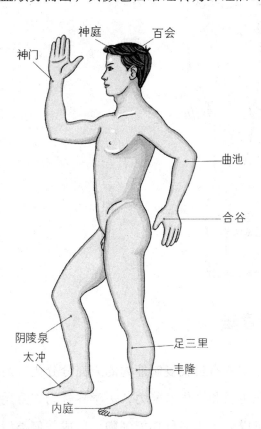

痛风间歇期的常用针灸疗法

这一时期的治疗原则是补益肾气增加排泄功能。方法是采用针刺疗法进行调补，痛风穴位选择可为：太溪、复溜、神门、曲池、合谷、足三里、关元、气海、水道等穴。毫针补法，每周2次，10次为1个疗程。也可长期采用针刺疗法进行调补，改善体质。

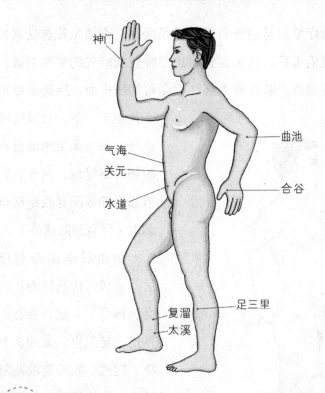

 细胞渗透修复疗法

细胞渗透修复疗法是一类具有自我复制能力的未充分分化，尚不成熟的多潜能细胞，有自我更新和分化潜能，医学界称为"万用细胞"。在一定条件下，它可以分化成多种功能细胞，形成任何类型的组织和器官，以实现机体内部结构和自我康复能力。

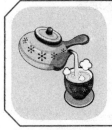

第二节

按摩疗法

按摩是一门既古老又新兴的医疗保健学科，它是通过手法操作所产生的力作用于人体一定部位或穴位而使机体内部产生发散、宣通、补泻等治疗作用。它的作用机制主要有：按摩能平衡阴阳，调整脏腑；疏通经络，调和气血；能活血化瘀，消肿止痛；能解除粘连，滑利关节；能温经散寒，祛风除湿。一般适应证为：发热畏寒头痛、咳嗽气喘、腹胀泄泻、脘痛纳呆、痿证、痹证、跌打损伤、筋骨不利等。痛风属痹证，是按摩疗法适应证之一。

下面介绍几种治疗痛风的按摩方法。

 循经按摩法

按摩疗法的机制

痛风患者多脾虚，脾虚运化就差，致心包积液多，心包积液多心脏泵血能力就差，血液就无法送达关节末梢。又加上这类人性子都较急，遇事多肝火旺，小便中尿酸比例高，随着时间的推移尿酸晶在关节的沉积就越来越多，平时不太有感觉，一旦发作起来就很要命。

施治时，首先疏通膀胱经，其次，按心包经及其募穴膻中穴，使心脏恢复正常能力送血至达关节。只要能坚持按压疏通经络，沉积在关节里的尿酸晶就会越来越少，再发作的可能就大大地降低了。最后，再行疏肝经去肝火。减少尿酸晶产生，就能与痛风绝缘。

具体施治方法

第一步

医患取对坐式，医者用左手握住患者右脚踝，左手中指勾在昆仑处，和拇指同时施压。用右手握拳，以拳尖拳背敲击飞扬处。飞扬为膀胱经之络穴，中医有久病入络之说。此穴很敏感，敲击会很痛，但此穴配合昆仑远端施压，又加上不断地敲击，引血下行效果非常明显。患者一般会感觉很痛，不可太用力。敲击10~20下后，可换另一侧同法敲击10~20下，停片刻，再两脚轮流敲击1次。

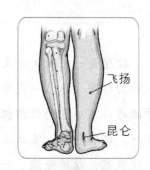

第二步

令患者俯卧在沙发或者床上，先从腰部起，用华佗三十六捏脊法从腰阳关至大椎拿捏6遍（可用枕头垫在下巴处，防止胸闷）。然后从承扶开始往殷门、委中、承山、飞扬、昆仑、金门直下，哪里疼按哪里，一般痛点穴位按压2分钟，得气后，揉开，再重复从承扶开始再往下，来回3遍。按3遍后，几乎整条膀胱经都通

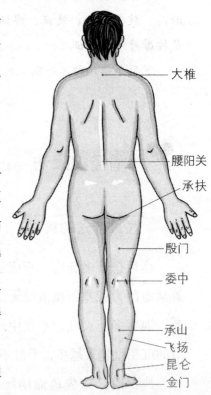

了，此时患者会大汗淋漓，即使是大冬天也不例外。

[第三步]

　　膀胱经疏通后可仰卧或坐起，便可点按膻中穴，点按时可用普通听诊器在胸肋下太乙处，监听有否流水声。点按时不必太用力，时间可长些，特别是流水声不畅时。而后按压双手至胸的心包经，如果手背、肘有肿痛（痛风发作期）可不必按，只要方便的都要按。最后再按压肝经，从阴包到太冲，按后多喝点水。整套按压下来约一个半小时，常在申时（下午3～5时）按压。

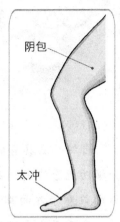

　　每日照此去按，可确保不会再重发。患者按压当晚就会有好转的感觉，三天后明显好转，一星期症状全消。

♥ 日常四穴按摩法

　　利用按摩刺激穴位，以达到止痛、调理气血、增强免疫力、间接消炎等作用，依所循的经络原理来进行穴位按摩，以下是对痛风疼痛及在日常保健上有帮助的穴位：

　　三阴交穴：是足太阴脾经穴，位于内踝尖上约四横指，靠胫骨后缘处。

　　太冲穴：是足厥阴肝经穴，位于第一、第二跖趾关节的后方。

　　太白穴：是足太阴脾经穴，位于拇趾内侧，第一跖骨小头后下。

　　公孙穴：是足太阴脾经穴，在足大趾内侧后方，有个最突起的关节，叫第一跖趾关节；本穴在第一跖趾关节后约1寸处。

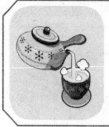

第三节

自然疗法

　　自然疗法具有调动和激发机体的免疫防御、抗病修复潜能，调节内分泌功能等作用，因而在防治疾病、强身健体、解除疲劳、调节精神、养颜益寿等方面都有独到之处，因其简便易行、疗效显著，相对无痛苦、无毒不良反应而受到人们的青睐。但不是说自然疗法没有什么适应证，人人都可使用之。自然疗法与现代西医一样，只有使用得当，才能起到最佳疗效。下面介绍几种适用痛风的自然疗法。

 饮水疗法

　　痛风患者要多饮水，以便增加尿量，有利于尿酸的排泄。适当饮水还可降低血液黏度，对预防痛风并发症（如心脑血管病）有一定好处。但要讲究科学饮水，合理饮水。

饮水种类

❶普通饮用水和淡茶水。

❷碱性饮料是痛风患者较为理想的饮料，如苏打水，有助于碱化尿液。尿液pH6.5～7时，尿酸可变为可溶性尿酸盐，溶解度增加10倍。

❸柠檬适量、胖大海5粒，加水2000毫升，代茶可碱化尿液，清热利尿，益气利喉。

❹玉米须和丝瓜络各30克或马齿苋500克煮汤，随意服用。

饮水量：每日应在2000毫升以上。

注意事项

❶饮水习惯：要养成饮水习惯，坚持每日饮一定量的水，不可平时不饮，临时暴饮。

❷饮水时间：不要在饭前半小时内和饱食后立即饮大量的水，这样会冲淡消化液和胃酸，影响食欲和妨碍消化功能。饮水最佳的时间是两餐之间及晚上和清晨。晚上指晚餐后45分钟至睡前这一段时间，清晨指起床后至早餐前30分钟。

❸饮水与口渴：一般人的习惯是口渴时才饮水，痛风患者应采取主动饮水的积极态度，不能等有口渴感时才饮水，因为口渴明显时体内已处于缺水状态，这时才饮水对促进尿酸排泄效果较差。

❹饮茶：我国有许多人平时喜欢饮茶，痛风患者可以用饮茶代替饮白开水，但茶含有鞣酸，易和食物中的铁相结合，形成不溶性沉淀物，影响铁的吸收。另外，茶中的鞣酸还可 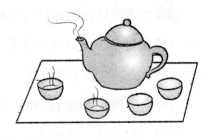 与某些蛋白质相结合，形成难以吸收的鞣酸蛋白。所以如果餐后立即饮茶，会影响营养物质的吸收和易造成缺铁性贫血等。较好的方法是餐后1小时开始饮茶，且以淡茶为宜。

❺水虽无毒性，但在某些情况下也不可多饮。例如：合并严重心

功能不全、严重肾功能不全有显著水肿时，不宜豪饮。所以任何方法均应注意其适应证。或在医师指导下进行。

足浴疗法

足疗法就是运用中医原理，集检查、治疗和保健为一体的无创伤自然疗法。足疗法包括两部分：足浴和足部按摩。人体的五脏六腑在脚上都有相应的投影，连接人体脏腑的12条经脉，其中有6条起于足部，脚是足三阴之始，足三阳之终，双脚分布有60多个穴位与内外环境相通。足疗能刺激这些穴位，促进气血运行、调节内脏功能、舒通全身经络，从而达到祛病驱邪、益气化瘀、滋补元气的目的。现代医学认为，脚是人体的"第二心脏"，脚有无数的神经末梢与大脑紧密相连，与人体健康息息相关。足疗能增强机体免疫力和抵抗力。在足浴水中加入一些清热解毒、活血化瘀药物更能防治痛风。

中药泡脚

痛风患者可以使用足浴盆泡脚，因为泡脚可以活血化瘀，提高肢体末梢温度，减少尿酸结晶形成，有利于防治痛风。

治疗痛风用泡脚的方法和注意事项介绍如下：

❶足浴时要注意温度适中（最佳温度在40～45℃）。

❷泡脚时间不宜过长，以30～40分钟为宜。

❸水位要没过痛风关节。

❹泡脚前后多喝水。

❺坚持用热水每天泡脚。

❻泡脚后一定要擦干并穿上袜子，不要晾干，以免受风引起痛风发作。

❼在疼痛不发作的前提下，泡脚有益身体健康。但在疼痛发作期不能泡脚，因此时泡脚，反而会使疼痛和红肿加重。所以，应该在发病24小时后再泡。

❽足部有皮肤破损或骨骼损伤者，不宜足浴治疗。

从原理来看，无非就是加热，让结晶重新溶解并排出，有条件的多泡浴缸，对治疗痛风的效果更好。本方法仅能解决关节的痛风疼痛，对于高尿酸所引发的其他病症，可能并无任何效果，请患者注意。

热浴疗法

热浴法是水疗法的一种。水疗法就是应用热水、冷水、蒸汽等各种形式的水来保健或防治疾病。水疗法中的具体方法有坐浴、灌洗、温泉浴、旋流温水浴、桑拿浴、淋浴、湿布、敷泥、足浴、热敷以及灌肠等。水疗法自古以来就是世界上许多民族传统医学中的治疗方法之一。这里介绍的是渐加温浴疗法，适用痛风病患者。

渐加温浴疗法：患者脱衣服，将手和足部放在相应水浴槽中。浴槽有盖，盖上有一小孔，插入水温计。患者坐在椅子上，用被单及毛毯盖好，头上敷贴冷毛巾。开始水温为36～37℃，7～10分钟内，水温上升到44～45℃。让患者出汗，先面部后全身。操作人员将患者的汗擦干，让患者保持安静。治疗持续10～15分钟，出浴，擦干皮肤，卧床休息30分钟。

果汁疗法

自然医学认为人体并不是一个简单的、封闭的机械系统，而是一个具有高度智能、自我修复能力的生命系统。人体之所以生病的主要原因是摄入的毒素远远超过身体能够排除的能力，毒素不断在体内累积，破坏细胞的平衡，使人体免疫能力下降，从量变到质变，引起身体的病变。但这个过程是可逆的，尽量避免摄入毒素，尽力排出毒素，身体自己有自愈能力，包括癌症，都能自己消失，恢复到健康状态。这只要改变饮食结构，尽量减少或避免毒素的摄入，同时积极及时排除体内多年积累的毒素，就能增强人体免疫力，保持健康体魄。以苹果为主的果蔬汁虽不是药物，不能直接治病，却是很好的血液清理剂，为人体的自愈提供了物质保证。因为果蔬汁中含有大量葡萄糖，果糖，维生素，各种酶，钾、铁等矿物质，有机酸，β－胡萝卜素，可溶性和不溶性纤维素，生物活性物质等。

果蔬汁的作用

增加营养，补充能量，减少体内脂肪。葡萄糖、果糖进入体内，可不经消化，直接为小肠吸收，节约体能，修补受损脏器。清除垃圾，排除毒素。果蔬汁中未添加水，其本身含有70%～80%的水分，加上纤维素的作用，有利于排便。水果、蔬菜多为碱性，能改变体液（血液、唾液、尿液）的酸碱性。有人认为脂肪是人体没有排除的垃圾，喝果蔬汁可减肥，有利于健康。

果蔬汁的好处

❶果蔬汁比果蔬更易吸收。喝果蔬汁和吃果蔬两者的吸收过程是不一样的。果蔬富含纤维素，经胃消化后进入小肠，由于纤维素的吸附能力很强，蕴涵其中的果蔬汁很难被小肠吸收，只有很小一部分被利用了，这是很可惜的；而果蔬汁进入胃之后，不经消化，直接进入小肠吸收，由于是液体状的，几乎全部被小肠吸收利用了，迅速进入人体血液进行清理工作，其中的营养成分几乎被全部保留，利用率很高，这就是为什么早上喝果汁不会肚子饿的原因，也是苹果汁比苹果能量高、效率高的原因所在。

❷喝果蔬汁可以摄入更多的果蔬量。1000毫升果蔬汁，大概相当于1500克苹果、1根胡萝卜和2根西芹的量。一个上午要吃下这么多的苹果几乎是不可能的，而换成1000毫升果汁则毫无问题。

另外，有些蔬菜生嚼很难下咽，如果和苹果一起榨汁，则味道不错，可以接受。到了冬天，苹果冰凉冰凉的，难以下咽，果汁可以温热了喝，这些都是单吃苹果做不到的。

下面推荐一种果汁的饮用方法：

制作

❶ **材料**：苹果1500克，选择新鲜的，越脆越好，红富士就行，产地不论；胡萝卜2根，西芹2根（去掉叶子，仅用茎部）。以上是基本配方，还可以加入橙子、生梨、卷心菜、花菜、土豆、南瓜和萝卜等各种其他果蔬材料，根据自己的身体状况和口味爱好，酌情增减。

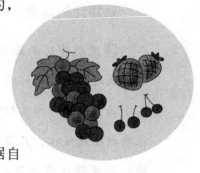

❷ **清洗**：所有材料用清水洗干净，最好在清水里泡十分钟以上，有利于清洗农药之类，有条件可用活氧杀菌后使用。

❸ **去皮**：所有水果均去皮切大块备用，萝卜、胡萝卜、土豆等去皮即可，西芹等蔬菜洗净消毒。

❹ **榨汁**：榨汁机有条件可选用Philips1861型，此机功率大（700瓦，分为两挡）、口径大（直径6.2厘米左右），速度快，效果好，省时间，出汁率较高。榨汁时先榨苹果，如需补充纤维素，可以取出部分苹果泥食用，接着榨胡萝卜、西芹或其他果蔬，如果果渣比较湿的话，说明还含有不少果汁，可以将渣取出，再次放入榨汁机中，反复榨几次，直到榨干为止，不会浪费。

饮用

❶ 每天清晨空腹饮温开水一杯（400毫升）。

❷ 每天9：00前饮完果蔬汁1000毫升（纯果汁，不掺水）。

❸因人体最佳排毒时间是上午4～12点之间，所以尽量在早晨饮用效果较好，有事半功倍之效，可促使宿便的排出。

❹果蔬汁以新鲜为好，现榨现喝，不可久放。因其氧化很快，时间越久效果越差。

❺果蔬汁表面有一层泡沫，内含丰富的可溶性纤维素——果胶，不可丢弃，因其吸附能力很强，排毒效果极佳，一定要吃下去，有些人可能不习惯，慢慢适应了就好。

❻饮用时不可牛饮，应先在口中放一会儿，用舌头搅拌一下，和唾液充分混合后，一口一口慢慢下咽，这样有利于吸收，又对胃没有造成太强的刺激，尤其是冬天，果汁温度较低，容易刺激肠胃，在口中停留时间长一些，可以温热一点，不伤胃。

❼冬天气温较低时，如嫌果汁太冷，可以用温水温热果汁，温度最好不要超过40℃，否则易破坏果汁中酶的生物活性，影响效果，注意绝对不能使用微波炉加热，否则营养破坏殆尽。

❽每天早上饮用1000毫升果蔬汁（以苹果为主），因其能量充足，通常不会产生饥饿感，如果有饥饿感可适量吃些苹果泥，但要在果汁饮完一小时以后。

❾排毒初期，当果汁量足够时，可能出现腹泻，有时甚至是"水泻"，这是正常的排毒现象，不必紧张害怕，尽管一天腹泻四五次，但人不感乏力，精神仍旧很好，说明是正常的。

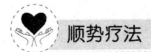

顺势疗法

顺势疗法起源于西方，是一种完全不同于西医、中医的独立、完整的医疗体系。力求避免西医在治疗中的毒不良反应，即医源性、药源性和药物混合交叉等弊端。从广义上讲，它是顺应自然医学大的发展趋势，是一种快速、高效、安全、彻底、绿色环保的医学模式。从狭义上讲，是顺应人体生理、病理的自然之势，通过激发、加强、平衡调节人体自愈系统（包括免疫系统、内分泌系统、神经系统、微生态系统）达到自然、温和、舒缓而又迅速地防治疾病。

顺势疗法的理论基础有三：一是相同者能治愈（相同论）；二是无穷小剂量；三是自愈能力法则。所谓相同者能治愈理论，就是说当一种物质在健康而敏感人身上产生的"人工症状"和病人患病时的症状一样时，这种物质就可以治疗该疾病。无穷小剂量是说顺势疗法所使用的药物是经多次"稀释震荡"的特殊生产工艺制成的，在一定范围内稀释和震荡次数越多，药物的疗效越强，而原物质的含量就越来越小，其药理作用不是药物的化学作用，而是药物的分子记忆信息及震荡所产生的物理能量作用。自愈能力法则是指根据药理学"微小剂量起刺激作用，中等剂量起抑制作用，大剂量起杀灭作用"的定律，注重微小剂量的刺激作用，强调刺激身体自然的平衡机制，激发人体自身自愈系统，重建生命活力促使身体痊愈。所以顺势疗法能实现快速、高效、安全的治疗效果。

顺势疗法对痛风的治疗主要是针对痛风的急性发作期，当关节疼痛和关节炎症发作时，采用某些顺势疗法可以起到缓解作用。由经验丰富的顺势疗法医师开一些体质疗法的药物，可有助于减少疾病进一步发展。

顺势疗法药物

金山车顺势疗法

一般在机体受伤时使用，对痛风发作时出现疼痛剧烈，关节处看上去又青又肿，而且患者在走路的时候也会感到非常疼，患者比较害怕被别人碰到或是撞到等症状时也具有明显的缓解作用。

颠茄顺势疗法

对突然发作、肿胀、颤动、发热和紧张都适用此法。关节看起来发红、发炎、发亮，伴有强烈的疼痛感，如果被碰到或撞到，症状往往会更加严重。患者可能会难以平静、潮红、浑身发热。

小檗顺势疗法

当痛风关节产生一阵阵剧痛或刺痛，改变体位或行走时症状会有所加重时，可进行小檗顺势疗法。小檗的适应证还包括：患者全身上下都感到疼痛；部分人还出现了背痛或是有肾结石的倾向。

萤石顺势疗法

当手指关节由于痛风发作而变得很大，关节处会产生刺痛感，当关节移动时可能会听到裂开的声音。另外膝盖和脚趾也可能受到累及时，这就可以试一下萤石顺势疗法。

杜香顺势疗法

脚和脚跟极度肿胀时，患者从脚到脚踝都能感觉到阵阵刺痛，而且一直蔓延到膝盖。可以试一下杜香顺势疗法。对冷敷后肿胀和疼痛都能得到缓解的患者来说，该疗法尤其适用。

顺势疗法剂量指导

选择一种与自身症状最为匹配的疗法。在可以进行自我治疗的情况下，推荐尽量使用稀释度较低的剂量（6X，6C，12X，12C，30X或30C），或者遵医嘱。另外，在标签上一般都会印有使用说明。

顺势疗法治疗指导

在使用某一种剂量后应等待机体反应。如果观察到机体有所改善，那么可以继续等待，让治疗继续发挥作用。如果改善明显滞后或是完全停止，那么就应该改换另一种剂量。用药频率因病情和个体而异。如果在正常的反应时间内没有观察到任何反应，那么就选用另一种疗法。

使用顺势疗法注意事项

服用顺势疗法药物时，应远离具有挥发性或强烈气味的樟脑、香水、药酒、药油和外敷药物，另外应避免化妆，避免饮食用咖啡、浓茶和辣椒、咖喱等刺激性食物。

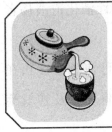

附录一

治疗痛风的主要药物

 急性发作期治疗药物

❶**秋水仙碱。**对本病有特效，开始每小时0.5毫克或每2小时1毫克，至症状缓解或出现恶心、呕吐、腹泻等肠道反应时停用。一般需4～8毫克，症状可在6～12小时内减轻，24～48小时内控制，以后可给0.5毫克，每日2～3次，维持数天后停药。胃肠道反应过于剧烈者可将此药1～2毫克溶于20毫升生理盐水中于5～10分钟内缓慢静脉注入，但应注意勿使药物外漏，视病情需要6～8小时后再注射，有肾功能减退者24小时内不宜超过3毫克。对诊断困难病例可做试验性治疗，有助于鉴别诊断。不良反应为秃发、白细胞降低。

❷**保泰松或羟基保泰松。**有明显抗炎作用，且能促进尿酸排出，对发病数日者仍有效。初剂量为0.2～0.4克，以后每4～6小时0.1克，症状好转后减为0.1克，每日3次，连续数日停药。本药可引起胃出血及水钠潴留，活动性溃疡病患者及心脏功能不全者忌用。白细胞及血小板减少的不良反应偶有发生。

❸**消炎痛**。疗效与保泰松相仿。初剂量25～30毫克，每8小时1次，症状减轻后25毫克，每日2～3次连服2～3日。不良反应有胃肠道刺激、水钠潴留、头晕、头痛、皮疹等，有活动性消化道溃疡者禁用。

❹**布洛芬**：每次0.2～0.4克，每日2～3次，可使急性症状在2～3天内迅速控制。本药不良反应较小，偶有肠胃反应及转氨酶升高。

❺**炎痛喜康**：每日20毫克，1次顿服。偶有胃肠道反应，长期用药应注意血象及肝肾功能。

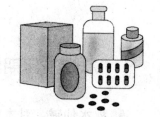

❻**萘普生**：口服每天500～750毫克，分两次服用。不良反应小。

❼**ACTH与泼尼松**：对病情严重而秋水仙碱等治疗无效时，可一天用药4小时。

间歇期及慢性期治疗及药物

❶**降低血尿酸药物的应用**。根据患者肾脏功能及24小时尿酸排出量，每日排出尿酸量低于600毫克及肾功能良好者，用排尿酸药；肾功能减退及每日排出尿酸量高于600毫克者，选用抑制尿酸合成药；血尿酸增高明显及痛风石大量沉积的患者，可二者合用。有使血尿酸下降及痛风石消退加快的作用，因两组药物均无消炎止痛作用，且在使用过程中有动员尿酸进入血液循环，导致急性关节炎发作的可能，故不宜在急性期应用。

羧苯磺胺（丙磺舒）：为排尿酸药。初用0.25克，每日2次，2周内增至0.5克，每日3次，最大剂量每日不超过2克。约5%病人发生皮疹、发热、肠胃刺激、肾绞痛及激起急性发作等不良反应。

苯磺唑酮：为排尿酸药。自小剂量开始，50毫克每日2次，渐增至100毫克每日3次，每日最大剂量为600毫克。此药对胃黏膜有刺激作用，溃疡病患者慎用。

苯溴马龙：为排尿酸药，每日1次25～100毫克。可有胃肠道反应，肾绞痛及激发急性关节炎发作。

异嘌呤醇：为抑制尿酸合成药。每次100毫克，每日3次，可增至200毫克，每日3次。个别病人可有发热、过敏性皮疹、腹痛、腹泻、白细胞及血小板减少，甚而肝功能损害等不良反应，停药及给予相应治疗一般均能恢复，偶有发生坏死性皮炎则病情严重，应立即抢救治疗。用药期间也可能发生尿酸转移性痛风发作，可辅以秋水仙碱治疗。

❷秋水仙碱的应用。痛风反复发作的患者，慢性炎症不易控制，虽经上述治疗，有时仍有局部关节酸痛或急性发作，此时可用小剂量秋水仙碱维持，每日0.5毫克或1毫克。

其他：对有高血压、冠心病、肥胖症、尿路感染、肾衰竭等伴发或并发症者，须进行对症治疗。关节活动困难者须予以理疗和锻炼。痛风石溃破成瘘管者应予以手术刮除。

无症状高尿酸血症的治疗及药物

一般认为血尿酸盐的浓度在80～90毫克/升以下者不须药物治疗，但应避免过食（特别是高嘌呤饮食）、酗酒、过劳、创伤及精神紧张等诱致急性发作的因素。血尿酸过高应予异嘌呤醇治疗。

继发性痛风的治疗及药物

除治疗原发疾病外，对痛风的治疗原则同前述，降低血尿酸以异嘌呤醇为首选。但由于尿酸生成和排出较多，排尿酸药易加重肾脏负担而不选用。

排尿酸药目前常用的有以下三种：

❶羧苯磺胺（probenecid丙磺舒）：主要抑制肾小管对尿酸的再吸收而致利尿酸作用。为防止尿酸自肾脏大量排出时有引起肾脏损害及肾结石的不良反应，应用此药常自小剂量开始，初用0.25克每日2次，2周内增至0.5克每日3次，最大

剂量每日不超过2克，约5%患者发生皮疹、发热、肠胃刺激、肾绞痛及激起急性发作等不良反应。

❷苯磺唑酮（sulfinpyrazone）：是保太松的衍生物，抑制肾小管对尿酸的再吸收，排尿酸作用较丙磺舒强，自小剂量开始，50毫克每日2次，渐增至100毫克每日3次，每日最大剂量为600毫克，和丙磺舒合用有协同的疗效，此药对胃黏膜有刺激作用，溃疡病患者慎用。

❸苯溴马龙（benzbromarone）：为强有力的利尿酸药，在欧洲广泛应用已有多年，每日1次25～100毫克，毒性作用轻微，不影响肝肾功能，很少发生皮疹、发热，但可有肠胃道反应、肾绞痛及激发急性关节炎发作。

排尿酸药物治疗过程中，须口服碳酸氢钠每日3～6克，以碱化尿液，并多饮水，保持每日尿量在2000毫升以上，以利尿酸排出。

抑制尿酸合成药物

至目前为止只有异嘌呤醇（allopurinol），此药能抑制黄嘌呤氧化酶，使次黄嘌呤及黄嘌呤不能转化为尿酸，其本身则在人体内渐渐氧化，生成易溶于水的异黄嘌呤经尿排出，并能在PRPP存在下转变成相应核苷酸，消耗了PRPP，还可以抑制PRPPAT，使IMP合成减少，因而能迅速降低血尿酸浓度，抑制痛风石及肾尿酸结石合成，并促使痛风石溶解，剂量100毫克每日3次，可增至200毫克每日3次。与排尿酸药物合用可加强疗效，但一般不需联用。个别病人可有发热、过敏性皮疹、腹痛、腹泻、白细胞及血小板减少，甚而肝功能损害等不良反应，停药及给予相应治疗一般均能恢复，偶有发生坏死性皮炎则病情严重，应立即抢救治疗。用药期间也可发生尿酸转移性痛风发作，可辅以秋水仙碱治疗。

痛风排酸胶囊

是目前首个抑制尿酸中药，通过抑制引发痛风的嘌呤合成酶——肝肾素α小体，阻止尿酸的生成；一排二消三调节综合治疗痛风；促进尿酸排泄，抑制了尿酸生成；本品对肾脏有很好的保护作用，防止痛风在肾、输尿管结晶成结石。

适用于痛风急性发作、局部热胀、红肿及明显触痛；慢性痛风反复发作；痛风性关节炎、痛风石、高尿酸血症、尿酸性肾结石、痛风性肾病。

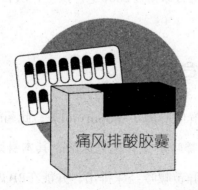

痛风排酸胶囊

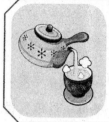

附录二

痛风患者饮食指南一览

第一组　低嘌呤类

痛风患者可吃的低嘌呤主食类

大米、玉米、小米、糯米、大麦、小麦、燕麦、荞麦、麦片、面类、精白粉、富强粉、面条、玉米面、馒头、面包、饼干、蛋糕、苏打饼干、黄油小点心、淀粉、高粱、通心粉、马铃薯（土豆）、甘薯、山芋、冬粉、荸荠等。

痛风患者可吃的低嘌呤蛋奶类

鲜奶、炼乳、奶酪、酸奶、麦乳精、奶粉、冰淇淋、鸡蛋、鸭蛋、皮蛋。

痛风患者可吃的低嘌呤肉食类

猪血、鸭血、鸡血、鹅血等。

痛风患者可吃的低嘌呤蔬菜类

白菜、卷心菜、莴苣菜（莴笋）、苋菜、雪里蕻、茼蒿、芹菜、芥菜叶、水瓮菜、韭菜、韭黄、番茄、茄子、黄瓜、冬瓜、丝瓜、番瓜、胡瓜、苦瓜、萝卜、胡萝卜、萝卜干、甘蓝、甘蓝菜、葫芦、青椒、洋葱、葱、蒜、蒜头、姜、木耳、榨菜、辣椒、泡菜、咸菜等。

痛风患者可吃的低嘌呤瓜果类

苹果、香蕉、红枣、黑枣、梨、芒果、橘子、橙、柠檬、莲、葡萄、石榴、桃、枇杷、菠萝、桃子、李子、金橘、西瓜、宝瓜、木瓜、乳香瓜、葡萄干、龙眼干。

痛风患者可用的低嘌呤饮料零食类

苏打水、可乐、汽水、矿泉水、茶、果汁、咖啡、麦乳精、巧克力、可可、果冻等。

痛风患者可用的其他低嘌呤食物

西红柿酱、花生酱、果酱、酱油、冬瓜糖、蜂蜜、瓜子、植物油、黄油、奶油、杏仁、核桃、榛子、薏苡仁、干果、糖、海蜇、海藻、动物胶或琼脂制的点心及调味品。

第二组　中嘌呤类

宜限量食用的中嘌呤豆类及豆制品

豆腐、豆腐干、乳豆腐、豆奶、豆浆、绿豆、红豆、黑豆、蚕豆、豆苗、黄豆芽。

宜限量食用的中嘌呤肉类

鸡肉、野鸡、火鸡、斑鸡、石鸡、鸭肉、鹅肉、鸽肉、鹌鹑、猪肉、猪皮、牛肉、羊肉、狗肉、鹿肉、兔肉。

宜限量食用的中嘌呤水产类

草鱼、鲤鱼、鳕鱼、比目鱼、鲈鱼、梭鱼、刀鱼、螃蟹、鳗鱼、鳝鱼、香螺、红鲙、红鲋、鲍鱼、鱼丸、鱼翅。

宜限量食用的中嘌呤蔬菜类

菠菜、冬笋、芦笋、笋干、四季豆、青豆、菜豆、豇豆、豌豆、海带、金针、银耳、蘑菇、九层塔、菜花、龙须菜。

宜限量食用的中嘌呤油脂类

花生、腰果、芝麻、栗子、莲子、杏仁。

第三组　高嘌呤类

禁忌的高嘌呤豆类及蔬菜

黄豆、扁豆、紫菜、香菇。

禁忌的高嘌呤肉类

猪肝、牛肝、鸡肝、鸭肝、鹅肝、猪肠、牛肠、鸡肠、鸭肠、鹅肠、猪心、牛心、鸡心、鸭心、鹅心、猪肚、牛肚、鸡胃、鸭胃、鹅胃、猪肾、牛肾、肺、脑、胰、肉脯、浓肉汁、肉馅等。

禁忌的高嘌呤水产类

鱼皮、鱼卵、鱼干、沙丁鱼、凤尾鱼、鲭鱼、鲢鱼、乌鱼、鲨鱼、带鱼、吻仔鱼、海鳗、鳊鱼干、鲳鱼、蛤蜊、牡蛎、蛤子、淡菜、干贝、草虾、金钩虾、小虾、虾米、海参。

禁忌的高嘌呤其他食物

酵母粉、各种酒类（尤其是啤酒）。

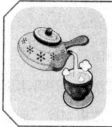

附录三

痛风患者食谱精选

 调养主食

❋ 山楂荞麦饼

【原料】荞麦面1000克，鲜山楂500克，橘皮、青皮、砂仁、枳壳、石榴皮、乌梅各10克，白糖适量。

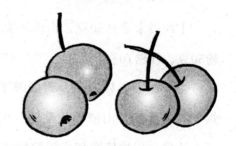

【做法】先将橘皮、青皮、砂仁、枳壳、石榴皮、乌梅加适量白糖，用水1000毫升煎煮30分钟后滤渣留汁。鲜山楂煮熟去核，碾成泥状待用。荞麦面用浓缩汁和成面团，将山楂泥揉入面团中，做成小饼，放入平底锅中焙熟即可。

【功效】清热利湿、开胃消积，适用于痛风、腹胀、腹泻等症。

❀ 素菜水饺

【原料】面粉、白菜各500克，粉丝150克，油条1根，香干50克，香油30克，精盐、鸡精、酱油各适量。

【做法】面粉放入面盆中，加清水适量，和成面团，揉匀揉透，饧面片刻，搓长条，揪剂子，按扁，擀成薄片。白菜洗净，用开水烫一下，取出剁碎，挤干水分。粉丝放入温水中泡软，取出剁碎。油条和香干均剁碎，放入盘中，加上白菜和粉丝，再加上香油、酱油、精盐、鸡精拌匀成馅。皮包馅，捏成饺子形状。炒锅上火，放入清水烧开，饺子入开水中煮熟即成。

【功效】清热解毒、润肠通便，适用于痛风、便秘等症。

❀ 麦麸山楂糕

【原料】麦麸50克，山楂30克，茯苓粉50克，粟米粉100克，糯米粉50克，红糖10克。

【做法】麦麸去杂，研成细末。山楂去杂、去核，切碎，晒干或烘干。将麦麸、山楂与茯苓粉、粟米粉、糯米粉、红糖一起拌匀，加清水适量，用竹筷搅和成粗粉粒状，分装入8个糕模具内，轻轻摇实，放入笼屉，上笼用大火蒸30分钟，蒸熟后取出即可食用。

【功效】散瘀降脂、补虚和血，适用于痛风合并高脂血症患者。

❀ 麦麸饼

【原料】麦麸、粗麦粉各适量，鸡蛋1个，猪瘦肉100克，青菜、植物油、精盐各适量。

【做法】把猪肉洗净剁成末，青菜洗净，剁碎，加入麦麸、粗麦粉和鸡蛋，用精盐、植物油调好。锅内注油烧热，摊成蛋饼做熟即可。

【功效】养心益肾，适用于痛风合并糖尿病患者。

✽ 燕麦薏苡仁饼

【原料】燕麦面250克，薏苡仁30克，粗麦粉100克，葱花、姜末、精盐、鸡精、植物油、香油各适量。

【做法】将薏苡仁去杂，洗净，晒干或烘干，研成粗粉，与燕麦面、粗麦粉充分拌匀，放入盆中，加清水适量，调拌成糊状，加适量葱花、姜末、精盐、鸡精、植物油、香油，拌匀备用。平底煎锅置于大火上，加植物油适量，中火烧至六成热，用小勺将燕麦薏苡仁糊逐个煎成圆饼即成。

【功效】降脂降糖、护肝减肥、补肝益肾，适用于痛风合并糖尿病患者。

✽ 番茄炒面

【原料】番茄酱50克，面条500克，洋葱丝200克，食用油、精盐各适量。

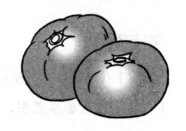

【做法】将锅上火，放入清水烧开，下入面条煮熟，捞入凉水中浸凉，捞出，沥干水分。炒锅上火，放入油烧热，放入番茄酱煸炒出红油后，加入精盐、面条翻炒，再用小火焖上片刻，放入洋葱丝，炒出

葱香即成。

【功效】健胃消食、生津止渴，适用于痛风、食欲缺乏患者。

 **调养粥谱**

❀ **蒲公英粥**

【原料】鲜蒲公英30克（连根较好），粳米50克，冰糖适量。

【做法】将蒲公英加水煎取浓汁，去渣留汁200毫升，加入粳米、水400毫升，煮成稀粥，用冰糖调味。

【功效】清热解毒，适合痛风患者食用。

❀ **芹菜粥**

【原料】粳米50克，芹菜末适量。

【做法】粳米、芹菜共煮粥，早晚食用。

【功效】减肥、利尿、通便、清热，适用于痛风合并高血压、眩晕及面部烘热者。

❀ **茯苓粥**

【原料】茯苓粉15克，粳米30克。

【做法】粳米加水煮粥，待粥将成时，调入茯苓粉稍煮。早晚食用。

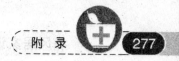

【功效】健脾化湿，适合痛风患者食用。

❋ 萝卜粳米粥

【原料】白萝卜、粳米各50克。

【做法】将白萝卜洗净，削皮后切块，粳米洗净加水煮沸后约10分钟后加萝卜块，待粥煮黏稠即成，早晚分食。

【功效】下气消胀，消食利膈，适用于痛风患者伴腹胀、便秘者。

❋ 红枣粳米粥

【原料】红枣、粳米各100克。

【做法】用清水将粳米搓洗干净。把红枣洗净后去核，备用。将适量的清水加入锅内，倒入粳米，待米煮开后，放入去核的枣肉同煮成粥即可，早晚食用。

【功效】补益气血，适用于痛风关节炎急性期。

❋ 百合粥

【原料】新鲜百合、粳米各100克。

【做法】将新鲜百合用清水洗净，备用。把大米倒入锅内，加以清水轻轻搓洗干净。在装有洗净大米的锅内放入适量的清水和洗净的百合，一同煮粥。早晚食用。

【功效】除湿止痛，适用于痛风性关节炎患者。

✳ 葫芦粥

【原料】陈葫芦粉15克，粳米50克，冰糖适量。

【做法】将粳米、冰糖同入沙锅内，加水500毫升，煮至米开时，加陈葫芦粉，再煮片刻，视粥稠为度。随餐食用。

【功效】利水消肿，适用于痛风性肾病及心脏病水肿、脚气水肿等。

✳ 菊芽粥

【原料】菊嫩芽25克，大米100克，冰糖适量。

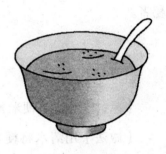

【做法】将幼菊洗净，切细；大米淘洗干净；冰糖打碎。将上述三昧同放锅内，加清水适量，以武火烧沸后转文火药味煮成粥即可。随餐食用。

【功效】减肥、降压、降脂、利尿，适用于高血压、高脂血症、痛风性肥胖患者食用。

✳ 小麦橘皮粥

【原料】小麦、新鲜橘皮各50克。

【做法】将小麦脱壳备用。用水煎橘皮，去渣取汁，与麦仁同入锅中煮成粥。

【功效】健脾、宁心、化痰，适用于气虚痰盛、体虚肥胖、心悸失眠的痛风患者食用。

❋ 山楂粥

【原料】山楂40克，粳米100克，砂糖10克。

【做法】将山楂入沙锅煎取浓汁，去渣，然后加入粳米、砂糖煮粥。

【功效】消食积、健脾胃、散瘀血，适用于痛风性高血压、冠心病、高脂血症患者。

注意：本品忌空腹食用，可在两餐之间当点心服食。

❋ 桃仁粥

【原料】桃仁15克，粳米100克。

【做法】先将桃仁捣烂如泥，加水研汁去渣，同粳米煮为稀粥。

【功效】祛痰止痛、活血通经，适用于痛风性高血压、冠心病、心绞痛等患者食用。

❋ 木耳糖粥

【原料】黑木耳10克，红糖适量。

【做法】把黑木耳泡10小时，蒸1小时后加红糖。

【功效】润肠通便、养肝和胃、补益气血，适用于痛风性冠心病、高血压患者。

❋ 燕麦百合粥

【原料】燕麦片100克，百合25克。

【做法】将百合加水500毫升煮熟，撒入燕麦片搅匀，煮沸3~5分钟即可食用。也可加白糖调味。

【功效】润肺化痰、补虚敛汗，适用于痛风、支气管炎患者。

❀ 赤小豆山药粥

【原料】赤小豆60克，山药50克，薏苡仁25克，莲子25克，糯米60克，大枣10枚，白糖适量。

【做法】将赤小豆、山药、薏苡仁、莲子、大枣、糯米淘洗干净，一同放入锅中，加入清水适量，先用旺火煮沸，再转用文火煮至原料熟烂，调入白糖稍炖即成。

【功效】清热解毒、健脾利湿，适用于高尿酸血症患者。

❀ 粟米鸡内金粥

【原料】粟米、赤小豆各50克，鸡内金15克。

【做法】鸡内金研为细末。将粟米、赤小豆洗净，放入锅中，加清水适量，粥熟后放入鸡内金末调匀即成。

【功效】健脾养血、和中开胃，适用于痛风、消化不良等症。

❀ 苋菜粥

【原料】苋菜150克，粳米50克，精盐、鸡精各适量。

【做法】将苋菜择洗干净，放入沸水中焯一下，取出剁为碎末。粳米淘洗干净，加水煮粥，粥成时加入苋菜，煮5分钟后，调入精盐、鸡精即可。

【功效】清肝利胆、清热解毒、补血凉血。

❋ 大枣桑葚粥

【原料】大枣10枚，桑葚、百合各30克，粳米100克。

【做法】将大枣、桑葚、百合放入锅中，加水煎取汁液，去渣后与淘洗干净的粳米一同煮粥即可。

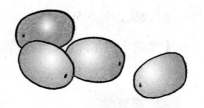

【功效】滋肝补肾、润肺清心、养血祛风，适用于痛风、神志不清、心悸不安等症。

❋ 果泥奶粥

【原料】苹果500克，牛奶1000克，粳米200克，白糖适量。

【做法】将苹果洗净去皮，切成两瓣，挖掉果核，再切成薄片，捣成果泥备用。将粳米淘洗干净，放入锅内，加清水适量，熬至半熟时，倒入牛奶继续熬至米烂开花，调入白糖起锅，稍凉后，拌入果泥即成。

【功效】补虚美容、润肠通便，适用于痛风、便秘患者。

❋ 莲子粥

【原料】莲子粉15克，糯米50克，红糖10克。

【做法】将糯米淘洗干净，与莲子粉、红糖一同入锅，加水500毫升，用大火烧沸，转用小火药味熬煮成粥即可。

【功效】补脾止泻、益肾固精、养心安神，适用于痛风合并高血压病。

❀ 绿豆黑芝麻粥

【原料】绿豆、黑芝麻各500克。

【做法】将绿豆和黑芝麻分别炒熟、研成粉，用开水调成粥状即可。每日2次，每次50克。

【功效】利水降压、清热解毒，适用于痛风合并高血压患者。

❀ 银耳粥

【原料】银耳20克，红枣15枚，粳米100克。

【做法】将银耳用冷水浸泡后洗净，撕开，放入碗中备用。将红枣洗净，去核，与淘洗干净的粳米倒入沙锅，加水煨煮至半熟时，加入涨发的银耳，继续用小火同煨至粥熟烂即可。

【功效】滋阴生津、益气降压，适用于痛风合并高血压病。

❀ 核桃菊花粥

【原料】大米100克，菊花、核桃仁各15克。

【做法】菊花洗净，去掉杂质。核桃仁洗净。将大米淘洗干净后备用。将菊花、大米、核桃仁一同入锅，加清水800毫升。将锅置旺火上烧开，改用小火煮1小时即可。

【功效】散风热、补肝肾，适用于痛风合并高血压病。

❀ 红薯粥

【原料】红薯50克，粳米30克。

【做法】将红薯蒸熟，去皮碾成

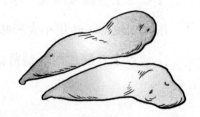

泥，调入煮熟的粳米粥中，再煮沸即成。

【功效】通利大便，降脂减肥，适用于痛风合并高脂血症。

✿ 山楂神曲粥

【原料】山楂30克，神曲15克，大米100克。

【做法】将山楂、神曲洗净，放锅中加水煎汁，去渣取汁。将大米洗净，锅内倒入大米和适量水，大火煮沸，加入药汁，煮成稀粥即可。

【功效】健脾胃、消食积，适用于痛风合并糖尿病。

✿ 陈皮枸杞粟米粥

【原料】陈皮、枸杞子各15克，粟米100克。

【做法】将陈皮洗净，晒干或烘干，研成细末，备用。将枸杞子、粟米分别淘洗干净，同放入沙锅，加清水适量，用大火煮沸后，改用小火煮30分钟，待粟米熟烂、粥将成时，调入陈皮细末，拌和均匀，再用小火煮至沸即成。

【功效】滋肝补肾、理气解郁、降脂化痰，适用于痛风合并肝病。

 调养汤羹

✿ 黄花菜汤

【原料】鲜黄花菜根30克，黄酒适量。

【做法】将黄花菜根水煎后去渣，冲入黄酒温服。

【功效】通络止痛，主治痛风、关节疼痛红肿、活动不利，或足跟部疼痛拒按。

❀ 冬瓜赤豆汤

【原料】冬瓜30克，赤小豆15克。

【做法】冬瓜、赤小豆加水适量，煮至豆烂熟，调味即可。

【功效】清热利湿，适用于痛风患者。

❀ 加味萝卜汤

【原料】萝卜250克，植物油25毫升，柏子仁30克，清水500毫升，盐适量。

【做法】将萝卜洗净切丝，用植物油煸炒后，加入柏子仁及清水，同煮至熟，酌加食盐即可。

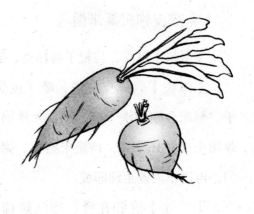

【功效】消胀除湿、养心安神，适用于痛风。

❀ 冬瓜汤

【原料】冬瓜肉300克，红枣6颗，姜丝少许，调料适量。

【做法】将冬瓜肉洗净后切成薄片，烧锅放油，等油烧至5成熟时放入姜丝，将姜丝爆香，然后连同冬瓜片和红枣一起放入锅中，翻炒30秒，加适量的清水及调味料，煮成汤即可。

【功效】消肿、排泄尿酸而不伤正气，适用于高尿酸血症患者。

❋ 陈皮鸭汤

【原料】瘦鸭半只，冬瓜1200克，芡实50克，陈皮10克。

【做法】冬瓜带皮切大块，鸭用凉水涮过，把适量水煮滚，放入冬瓜、鸭、陈皮、芡实，煲滚，以慢火煲3小时，下盐调味。早晚食用。

【功效】益肾固精、利湿消肿、降糖、开胃，适用于痛风性肾病、水肿等病症。

❋ 海带冬瓜甜汤

【原料】海带200克，冬瓜250克，紫菜50克，无花果20克。

【做法】冬瓜去皮、瓤，洗净切成小方块。海带用水浸发，洗去咸味。无花果洗净。用6碗水煲冬瓜、海带、无花果，煲约2小时，下紫菜，滚片刻即成。早晚食用。

【功效】利尿消肿、降糖益肾，适用于痛风性糖尿病患者。

❋ 大枣银耳汤

【原料】大红枣15枚，银耳15克。

【做法】将银耳浸泡，连水倒入锅中，放入大红枣共煮成汤，频饮食之。

【功效】补脾健胃、清热凉血，适用于痛风合并慢性肝炎患者。

❋ 西瓜皮玉米须香蕉汤

【原料】玉米须60克，西瓜皮200克，香蕉3根，冰糖适量。

【做法】将玉米须、西瓜皮洗净。西瓜皮切成块，香蕉剥去皮。将以上原料同放入沙锅内，加4碗清水，小火煲至1碗，冰糖调味即可。每日1次，两次喝完。

【功效】健脾益肾、强心补气、降压保肝，适用于痛风并发慢性肝炎。

✽ 菊花肉丝汤

【原料】猪瘦肉150克，鲜菊花30克，葱末、姜丝、精盐、味精、植物油各适量。

【做法】猪瘦肉洗净，切成丝。鲜菊花洗净，摘下花丝。炒锅置火上，倒入植物油烧热，投入葱末、姜丝炝锅，放入猪肉丝略炒，加清水适量，用旺火烧沸，再用文火煮约10分钟，撒入菊花，加入精盐、味精调味即成。

【功效】健脾益胃、化痰止咳，适用于痛风合并冠心病患者。

✽ 香蕉羹

【原料】香蕉250克，白糖150克，山楂糕、水淀粉各适量。

【做法】将香蕉去皮后切成小丁。山楂糕切成丁。炒锅上火，放入清水，加入白糖，煮至溶化，投入香蕉丁，用水淀粉勾芡，出锅倒入大碗内，撒上山楂糕丁即成。

【功效】润肠燥、健脾胃、解酒毒，适用于痛风、便秘等症。

✽ 樱桃羹

【原料】樱桃50克，藕粉50克，冰糖25克，果酸0.5克。

【做法】将樱桃洗净去核，再用水漂洗2次。向锅中加入清水、樱桃和冰糖，用小火熬煮1个小时，然后加入果酸、藕粉，开锅即可。

【功效】滋阴润燥，活血化瘀，适用于痛风、关节炎等症。

❀ 大枣猪血羹

【原料】大枣250克，猪血500克，生姜末、葱花、精盐、鸡精各适量。

【做法】将猪血洗净，切成丁。大枣冲洗干净，剔去枣核后切碎。炒锅上火，加入适量清水，然后将猪血、大枣、葱花、生姜末一同放入，用旺火煮沸后，改用小火炖至汤汁稠浓时，再加入精盐、鸡精调味，稍炖即成。

【功效】养血润燥、补脾安神，适用于痛风、贫血患者。

❀ 桂圆蛋羹

【原料】净桂圆肉50克，鸡蛋2个，白糖适量。

【做法】将桂圆肉冲洗干净，鸡蛋打入碗内，搅匀，加入少量清水，放入桂圆肉、白糖，搅拌均匀。把碗放入笼屉，蒸约20分钟即成。

【功效】养心补血、补脾益胃，适用于痛风、失眠健忘、虚劳羸弱等症。

❀ 荸荠木耳羹

【原料】荸荠150克，水发黑木耳100克，白糖、酱油、醋、植物油、鲜汤、水淀粉各适量。

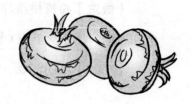

【做法】将黑木耳除去杂质，洗净，沥干水分，撕成片。荸荠洗净，去皮，切成片。炒锅上火，放入植物油烧至七成热，将黑木耳、荸荠同时下锅煸炒，加酱油、白糖、鲜汤，烧沸后用水淀粉勾芡，加入醋调匀即可。

【功效】润肤明目、滋阴润肺，适用于痛风患者。

❋ 桂花鲜栗羹

【原料】桂花酱15克，栗子600克，白砂糖50克，玉米面（黄）10克。

【做法】将新鲜栗子剥去外壳以及果肉上的薄膜，装入耐热袋内，松绑袋口，以强微波10分钟煮熟备用。取一深容器，放入煮熟的栗子、细白糖及热水，覆盖，再以强微波熬煮15分钟（中途需取出搅拌2次）。玉米粉用10毫升水调开后，迅速拌匀鲜栗羹中，淋上桂花酱即可食用。

【功效】本品清香可口，有很好的滋补作用，非常适合痛风性冠心病患者食用。

❋ 茯苓山药羹

【原料】白茯苓、红糖各30克，山药60克，生粉适量。

【做法】将山药、茯苓共研成粗粉，放入锅中，加水煮成稠羹，用生粉色薄芡，调入红糖，拌匀即成。

【功效】健脾益气，适用于高尿酸血症患者。

❋ 荠菜羹

【原料】新鲜荠菜200克，米粉50克，淀粉、蜂蜜各20克，生姜末、植物油各适量。

【做法】将荠菜除去根须，洗净，放入沸水中余1~2分钟，取出沥水，切碎，拌入少许植物油及生姜末，调和均匀，置碗中备用。锅置火上，加水用大火煮沸，缓缓调入米粉和淀粉，煨至黏稠时，加入荠菜细末，边搅动，边拌和，羹将成时停火，对入蜂蜜，和匀即成。煨羹中也可加酸梅10枚。

【功效】补肝肾，益心脾，调中开胃，利水降压，适用于痛风合并高血压病。

❋ 黄芪猪肉羹

【原料】猪瘦肉100克，黄芪30克，大枣10枚，当归、枸杞子各10克，精盐适量。

【做法】将猪瘦肉洗净切片，与黄芪、当归、枸杞子、大枣一同放入锅中，加入适量的清水炖汤，炖好后拣出黄芪、当归，用精盐调好口味即可。吃肉、枸杞子与大枣，喝汤。每日1次，可连用1~2个月。

【功效】益气、活血、通络，适用于痛风合并糖尿病患者。

 调养菜谱

❀ 清炒冬瓜

【原料】冬瓜300克，瘦肉馅50克，油、盐、姜、葱、盐、鸡精、茨粉各适量。

【做法】冬瓜去皮、去瓤，洗净切成薄厚适中的片；葱、姜洗净后，切成末；锅置火上，倒入少许油，放入瘦肉馅煸炒两下，倒入部分葱、姜末爆香，放入冬瓜片，炒匀；待冬瓜炒至软熟，加入少许水、盐、鸡精，以及剩下的葱、姜末和少许茨粉，搅拌均匀后即可出锅。

【功效】滋阴利尿、健脾开胃，而且本品嘌呤含量非常少，很适合高血尿酸人群食用。

❀ 凉拌黄瓜

【原料】黄瓜2根，蒜、盐、麻油、醋、鸡精各适量。

【做法】先将黄瓜用清水洗干净，剖面开，用刀轻轻地拍一下，把拍好的黄瓜切成小段，然后放盐腌制10分钟，将蒜头剁成蒜泥，待用，把蒜泥放入黄瓜中，倒入麻油、醋，加点鸡精拌匀即可。

【功效】清热、解毒、利尿，本品嘌呤含量较少，非常适合痛风患者。

❀ 醋熘土豆丝

【原料】土豆500克，干红辣椒2个，油、盐、葱花、醋、花椒

适量。

【做法】土豆去皮后，洗净，切成细丝，并放入冷水中泡30分钟，捞出后，沥干水分；将锅置火上，倒入适量油烧热，放入花椒炸至表面变黑后，捞出，再放入干辣椒，以及沥干

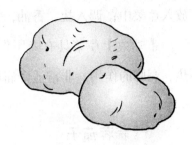

水分的土豆丝，快速翻炒，倒入适量米醋，继续翻炒土豆丝，放少许盐继续翻炒；待土豆丝快熟时，加入葱段，搅拌均匀即可盛出。

【功效】土豆有利于减肥，同时嘌呤含量也较低，非常适合痛风并发肥胖的患者。

❋ 木耳拌三丝

【原料】嫩黄瓜1根、水发木耳200克，粉丝100克，葱末、姜末、黄酒、味精、胡椒粉、盐、麻油各适量。

【做法】将黄瓜洗净，切成丝；水发木耳洗净，去蒂，切成丝，与粉丝分别放入沸水中焯软；木耳丝、粉丝捞出后，沥干水分，与黄瓜丝一起放入盘中；调入少许盐、黄酒、麻油、胡椒粉、味精，加入葱姜末拌匀即可。

【功效】黑木耳有抗血小板凝集和降低血脂及阻止胆固醇沉积的作用，非常适合痛风和高脂血症。

❋ 芹菜拌核桃

【原料】芹菜300克，熟核桃仁50克，香油、精盐少许。

【做法】将芹菜择洗干净，切成细丝，放入沸水中焯2分钟，捞取

后沥干水分，盛入盘中；将核桃仁放于案板上，用刀面压成小块，并放入芹菜中；调入盐、香油，拌匀即可。

【功效】芹菜具有降压作用，与同样低嘌呤的核桃搭配，具有清热、润肺的作用，非常适合痛风并发高血压患者食用。

❀ 蒜蓉茄子

【原料】茄子500克、大蒜150克，油、生抽、姜、盐、糖、葱花、鸡精适量。

【做法】茄子洗净后去皮，切成约10厘米的长条；大蒜、姜洗净后，切成末待用；锅置火上，倒入少许油，放入蒜末、姜末爆香后，倒入生抽，加盐、糖、葱花、鸡精调味盛出，备用。将茄子放入盘中，放入蒸锅中蒸15分钟，取出后，倒掉盘中的水分，浇上蒜姜汁拌匀即可。

【功效】本品可有效降低血液中胆固醇，提高毛细血管的弹性，对心脑血管，尤其是冠心病患者有很好的保护作用。

❀ 土豆炒胡萝卜丝

【原料】土豆、胡萝卜各250克，调料适量。

【做法】先将土豆与胡萝卜分别用清水洗净，然后切成粗细等同的细丝，烧锅放油，待油烧至7成熟时倒入切好的两丝，待即熟时加入调料，翻炒至熟即成。

【功效】健脾利湿、解毒消炎、宽肠通便，有利于高血压和水肿患者的康复，适合高尿酸血症期食用。

❀ 黑木耳炒白菜

【原料】水发黑木耳100克，大白菜250克，花椒粉、葱花、酱油、精盐、味精、淀粉各适量。

【做法】将水发黑木耳去杂后洗净；大白菜去老叶，切去菜叶留帮，切成小块。炒锅内放素油烧热，下花椒粉、葱花炝锅，随即下白菜片煸炒。炒至白菜片油润明亮时放入黑木耳，加入酱油、精盐、味精继续煸炒至熟，用水淀粉勾芡，出锅装盘即可。

【功效】健肤美容、利尿，适用于痛风性高血压、肥胖症、冠心病等症。

❀ 冬瓜烧香菇

【原料】冬瓜250克，水发香菇50克，食盐、味精各适量。

【做法】将冬瓜切成小方块，香菇浸泡后切块，锅中加油烧热，倒入冬瓜、香菇及泡香菇水，煮烧数分钟，加食盐、味精等调查味，至熟即可。随餐食用。

【功效】清热、健脾、利尿，适用于痛风性肥胖症患者。

❀ 枸杞炒芹菜

【原料】芹菜200克，枸杞10克，植物油、枸杞、葱、姜、精盐、味精各适量。

【做法】枸杞洗净，入沸水中焯一下。芹菜择去根、叶洗净，切段，入沸水中焯一下。炒锅放油，待油烧至7成热时下芹菜煸炒片刻，放入枸杞、葱、姜、精盐、味精，翻炒几下出锅。随餐食用。

【功效】滋补肝肾、平肝降压，适用于痛风性高血压患者。

❋ 炒莴笋

【原料】莴笋400克，色拉油、葱、花椒、精盐、酱油、味精各适量。

【做法】莴笋叶和皮去掉，切去根部洗净，斜切成薄片，放入盆中，用开水焯过捞出；葱切成末。炒锅内放色拉油烧热，加入花椒炸出香味，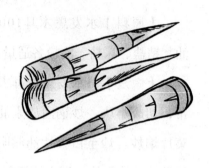取出花椒，放入葱末炝出味，再放入莴笋翻炒均匀，最后放入精盐、酱油和味精，炒熟即可。

【功效】促进排尿，减少对心房的压力，对高血压和心脏病患者极为有益。促进食欲，有助于抵御风湿性疾病和痛风。

❋ 香菇油菜

【原料】水发香菇60克，油菜500克，粗盐、料酒、香油、水淀粉各适量。

【做法】香菇去根蒂，洗净；油菜去老叶、老根，洗净。烧锅放油，待油烧至六成热，加入全棵油菜，煸炒至熟，加少量精盐起锅，将熟油菜铺于盘中。再烧锅放油，将香菇入锅炒3分钟，加入清水、料酒、精盐焖烧5分钟，用水淀粉勾芡，浇上香油颠翻几下出锅，浇于油菜之上，即成。

【功效】清热解毒、散血消肿、益气补虚、健脾和胃，适用于痛风性高血压患者。

❁ 五味苦瓜

【原料】新鲜苦瓜250克,番茄酱、麻油、醋、酱油、蒜茸、香菜末各适量。

【做法】将苦瓜洗净,去瓜心,只用外面一层,用刀削成透明的薄片,放入碗中,加入番茄酱、酱油、醋、蒜茸拌匀,再撒上香菜末即成。佐餐食用。

【功效】消暑开胃、降低尿酸,适用于痛风、热病烦渴、食欲缺乏等症。

❁ 家常南瓜丝

【原料】嫩南瓜500克,植物油100克,葱白、豆瓣、泡海椒、精盐、酱油各适量。

【做法】将嫩南瓜洗净,切成5厘米长的丝,放入少许精盐拌匀。泡海椒和葱白切成同样的丝。豆瓣剁细。锅置火上,放植物油,烧至六七成热,放入豆瓣炒香,再放入南瓜丝、葱白丝、泡海椒炒匀,调入精盐、酱油,汁浓起锅即成。

【功效】降糖排毒,适用于痛风合并糖尿病。

♥ 调养茶饮

❁ 橘皮饮

【原料】橘皮10～15克,杏仁10克,老丝瓜络10克,白糖少许。

【做法】将以上原料洗净,放入锅中,加适量水,共煮15分钟,澄清后加少许白糖，即可饮用。代茶频饮，四季常服。

【功效】化痰除湿、舒筋通络，适用于痰湿阻滞型痛风。

❋ 红花玫瑰茶

【原料】红花6克，玫瑰花2朵，大枣4枚，冰糖15克。

【做法】红花秒炒一下，玫瑰花去蒂，撕成瓣状，洗净沥干水分。将大枣洗净，去核。冰糖打碎成屑。将大枣、红花、玫瑰花、冰糖同放入炖盅中，加入开水250毫升，浸泡5分钟即成。每日1次，坚持饮用半个月。

【功效】润肌肤、补气血，适用于气血不足、痛风等症。

❋ 百合雪梨饮

【原料】百合30克，雪梨1个，冰糖适量。

【做法】百合洗净；将雪梨洗净，去皮、核，切成小块。将百合、雪梨一起放入锅中，加水煮沸，放入冰糖适量，炖40分钟即成。

【功效】生津止渴、清心安神，适用于痛风、失眠等症。

❋ 香蕉山楂饮

【原料】香蕉50克，生山楂30克，大枣60克，红糖15克。

【做法】将生山楂、大枣分别洗净，与去皮的香蕉、红糖一同入锅，加水1000毫升，熬至250毫升即成。

【功效】理气消食、利膈化瘀，适用于痛风、食欲缺乏等症。

❋ 三花饮

【原料】菊花5克，金银花5克，花茶5克。

【做法】将以上材料一起放入沙锅中，加入适量的水煮沸5分钟，即可饮用。

【功效】清热解毒、祛风利湿，适用于痛风患者。

❋ 芹菜大枣茶

【原料】芹菜250克，大枣10枚，绿茶3克。

【做法】将芹菜、大枣、绿茶放入锅中，加水煎取汁液，代茶饮或佐餐食用。

【功效】平肝降压、和中养血、清热利湿、降低尿酸，适用于痛风、肥胖症、脂肪肝等。

❋ 荞麦蜜茶

【原料】荞麦面120克，蜂蜜60克，茶叶6克。

【做法】将茶叶碾成细末，与荞麦面、蜂蜜混匀，备用。每次取20克，沸水冲泡，代茶饮。

【功效】润肺止咳、降气宽肠、降低尿酸，适用于痛风、咳喘病等。

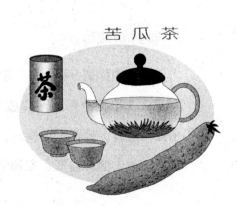

苦 瓜 茶

❋ 苦瓜绿茶

【原料】苦瓜200克，绿茶3克。

【做法】将苦瓜上端切开，挖去瓜瓤，装入绿茶，挂在通风处阴干，用时取下洗净，连同茶叶切碎，混匀，装瓶保存。每次取10克，沸水冲泡，约闷20分钟，代茶饮。

【功效】清热解暑、除烦明目，降低尿酸，适用于痛风、中暑等。

❀ 白菊花茶

【原料】白菊花15克。

【做法】将白菊花揉碎，放入茶杯中，加入沸水冲泡，加盖闷10分钟。代茶饮用，可冲泡3~5次，每日1剂。

【功效】疏风清热、平肝明目，适用于痛风合并高血压患者。

❀ 菊槐茉莉饮

【原料】菊花5克，槐花10克，茉莉花1克。

【做法】将槐花、菊花、茉莉花一同放入茶杯中，加入沸水冲泡，加盖闷10分钟。代茶饮用，一般冲泡3~5次，每日1剂。

【功效】平肝降压、软化血管，适用于痛风合并高血压病。

❀ 鲜奶草莓饮

【原料】鲜奶200克，草莓150克，白糖少许。

【做法】把草莓洗净，放入家用榨汁机中榨汁，过滤去渣。将鲜奶用瓷杯盛装，放入白糖搅匀，再加入榨好的草莓汁调匀即成。

【功效】健脾益气、安神宁心，适用于痛风合并高血压患者。

❋ 山楂菊花茶

【原料】鲜山楂250克，陈皮、菊花各50克，香蕉皮100克。

【做法】山楂去核切片，香蕉皮、陈皮洗净切成丝，菊花拣净杂质，把四种原料混在一起，放通风处干燥即成。每次取25克，用开水冲泡，代茶饮用。

【功效】活血化瘀、减肥消脂，适用于痛风合并高脂血症。

❋ 荷叶二皮饮

【原料】干荷叶50克，丝瓜皮6克，西瓜皮、乌龙茶各5克。

【做法】用纱布将以上原料包好，放入清水中浸泡清洗后备用。沙锅中放水5碗，放入纱布包，上火煮熬至水沸，取汁即成。

【功效】清热利水、降脂减肥，适用于痛风合并高脂血症患者。

❋ 陈皮山楂乌龙茶

【原料】陈皮10克，山楂20克，乌龙茶5克。

【做法】将陈皮、山楂洗净，同入沙锅，加水适量，煎煮30分钟，去渣取汁冲泡乌龙茶，加盖闷10分钟即成。

【功效】降压减肥、化痰降脂，适用于痛风合并高脂血症患者。

❋ 金橘萝卜蜜饮

【原料】金橘5个，萝卜1个，蜂蜜适量。

【做法】将金橘洗净，捣烂。萝卜洗净，切丝榨汁。将金橘泥、萝卜汁调匀，调入蜂蜜。食用时用开水冲泡即成。上下午分服。

【功效】化痰行气，适用于痛风合并冠心病患者。

❀ 桑白皮茶

【原料】桑白皮30克。

【做法】将桑白皮洗净切段，同时用砂壶盛水煮沸，立即投入桑白皮，煮3～5沸，撤火，加盖闷几分钟，即可代茶饮用。

【功效】利水消痰，适用于痛风合并单纯性肥胖症患者。

❀ 枸杞子降脂饮

【原料】枸杞子10克，首乌、草决明、山楂各15克，丹参20克。

【做法】把上述各种原料放入药锅中，加适量的水，用中火煮，煮好后取汁1500毫升，存入容器中。当茶频饮。

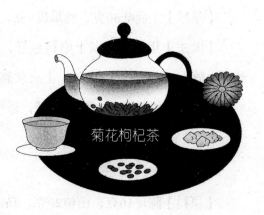

菊花枸杞茶

【功效】降低血脂、滋补肝肾，适用于痛风合并单纯性肥胖症患者。

❀ 石榴茶

【原料】石榴叶60克，生姜片15克，精盐4克。

【做法】把石榴叶、生姜片下入锅中，加入精盐炒至发黑，取出。用水煎煮，取其汁。代茶饮，每天1剂。

【功效】涩肠止泻、健脾益胃，适用于痛风合并糖尿病患者。